简易古食方护佑全家人丛书

古方中的
护心家常菜

余瀛鳌　陈思燕　编著

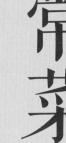

U0273861

中国中医药出版社

·北京·

前言

　　我国传统在治疗疾病的同时，非常重视饮食的调养作用。做好了日常饮食的功课，一方面可以起到辅助治疗疾病的作用，另一方面可以起到预防疾病发生、发展的作用。这也是我国药膳食疗一直受到大众高度重视的原因。

　　中医认为"药食同源"，食物与药物同出于大自然，密不可分，只是具有各自的形、色、气、味、质等不同特性，本质上并没有严格区别。

　　食物一般偏性较轻，作用和缓，适用人群广泛，常服无碍；而药物偏性较重，食后反应强烈，有些甚至有毒性，必须对症，不宜久服。通过单纯的食物或药物，或食物与药物相结合来进行营养保健以及治疗康复，在我国传统中极为普遍。也有不少既可作为食物也可作为药物的材料，称为"药食两用材料"，在食疗中是最为常用的。如在众多的本草、方剂典籍中，枸杞子、山药、羊肉、乌鸡、桂皮、生姜、枣、椒、茴香、扁豆、薏米、甘草、茯苓、酒、醋等材料出现的频率极高。

　　《寿亲养老新书》中说："水陆之物为饮食者不管千百品，其五气五味冷热补泻之性，亦皆禀于阴阳五行，与药无殊……人若知其食性，调而用之，则倍胜于药也……善治药者不如善治食。"

　　饮食永远是一个人健康的根基。《素问·五常政大论》中说："谷肉果菜，食养尽之。"《素问·脏气法时论》中说："五谷为养，五果为助，五畜为益，五菜为充，气味合而服之，以补精益气。"

如有一些身体不适，首先要用食疗调理，食疗无效时再用药疗。唐代医圣孙思邈在《备急千金要方》中说："凡欲治疗，先以食疗，既食疗不愈，后乃用药尔。"讲的就是这个"先食后药"的原则。

基于以上的认知，我们编纂了这套图书。它针对五脏保养和常见疾病，借鉴整理了大量中医典籍古方以及流传广泛的民间验方，每方都介绍来源出处、功效、做法、材料特性以及宜忌人群，有据可查，安全可靠。在选方时贴近现代生活，尽量不选用药材繁多、制作不便者。强调古为今用，不刻板地生搬古方，对现代生活中不便操作的部分做了替代和改良，使之更加实用。

本套系列图书以古方为基础，以食疗为手段，以健康为目的，帮助人们在日常生活中加强保养，重新发现日常食物的价值，以最自然的方式，让生命更加和谐、健康、安宁。希望这些古老的智慧和经验，成为生生不息的能量之源，守护一代又一代人的健康！

编者

2020年2月于北京

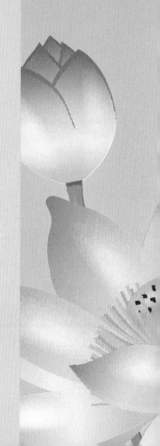

目录

 壹 百病从心生，也可从心医

心血和畅，心神安宁，就是最好的养生。

心为"君主之官"，人体统帅 …………2

　血肉之心——心主血脉 …………2

　神明之心——心主神志 …………2

中医眼中的心 …………4

　心在体合脉 …………4

　心其华在面 …………4

　心开窍于舌 …………4

　心在志为喜 …………5

　心在液为汗 …………5

　心属火，喜清恶热 …………6

　心与脑相通 …………6

　心与小肠相表里 …………6

心病有哪些类型和表现 …………7

　心阳气不足 …………8

　心阴血不足 …………9

　心火亢盛 …………10

　心脉痹阻 …………11

　痰扰心神 …………12

心病偏爱这些人 …………13

养成护心的好习惯 …………14

　劳逸适度 …………14

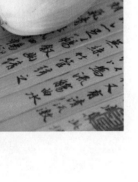

饮食有节 …………………15

远离不良刺激 …………………16

心病还需心药医 …………………17

情志不和百病生 …………………17

身心同治才有效 …………………18

心疗方法有哪些 …………………18

饮食得当，最安全的养心安神法 ……20

对证食疗效果好 …………………20

不同的心病，不同的食物选择 …………21

这类食物最养心 …………………22

粗粮谷物有利于保护心血管 ………21

蔬菜、水果可清血管 …………………22

养心多吃豆类食品 …………………23

干果坚果，养血补心又健脑 …………23

苦味入心去心火 …………………24

红色食物利血脉 …………………24

茶饮清心又降火 …………………25

安神助眠这样吃 …………………25

古方常用的养心食材 …………………26

四季养心神更安 …………………32

春季开心更舒畅 …………………32

夏季静养去心火 …………………33

秋季安神不抑郁 …………………34

冬季保心护血管 …………………35

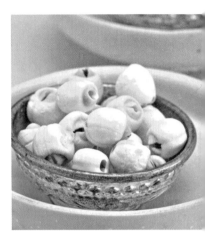

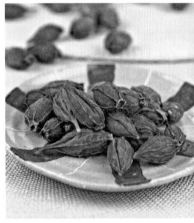

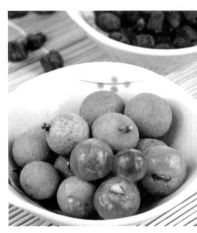

贰 补心气，温心阳，气足体暖不冰冷

用于心悸、心衰、胸闷气短、神疲乏力、畏寒肢冷、自汗或冷汗等心阳气不足者。

龙眼粥 ……………………38

龙眼鸡肉粥 ………………39

黄芪牛肉粥 ………………40

薤白粥 ……………………41

苁蓉羊肉粥 ………………42

人参粥 ……………………43

葱白粥 ……………………44

桂枝莲粉粥 ………………45

桂姜人参粥 ………………46

参苓粥 ……………………47

莲子山药大枣粥 …………48

灵芝小麦粥 ………………49

参枣糯米饭 ………………50

莲子茯苓糕 ………………52

莲子炖鸽 …………………54

归参母鸡汤 ………………55

参芪乌鸡汤 ………………56

黄芪猪肝汤 ………………57

豆腐猪血汤 ………………58

扁豆冰糖大枣汤 …………59

参归山药猪腰汤 …………60

薤白三七鸡肉汤 …………62

菌菇乌鸡汤 ………………63

人参莲子汤 ………………64

参桂猪心汤 ………………65

参归补心汤 ………………66

扶中饮 ……………………68

莲子红枣龙眼饮 …………69

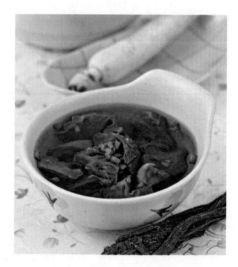

叁 养心血，滋心阴，血运旺盛不虚热

用于失眠多梦、贫血萎黄、眩晕心悸、潮热盗汗等心阴血不足者。

糯米阿胶粥 …………72

羊肝粥 …………73

乌贼鱼粥 …………74

牡蛎粥 …………75

当归粥 …………76

藕粉粥 …………77

猪血鸡蛋粥 …………78

灵芝枸杞粥 …………79

蜜汁糯米枣 …………80

黄花炒鸡蛋 …………82

枣味茶蛋 …………83

油菜红糖汤 …………84

参枣枸杞蛋汤 …………85

玉竹猪心汤 …………86

瘦肉阿胶汤 …………87

灵芝冰糖河蚌汤 …………88

银莲菠菜汤 …………89

肝枣补血汤 …………90

龙枣甲鱼汤 …………92

山药蛋黄羹 …………94

灵芝樱桃银耳羹 …………95

百合银耳羹 …………96

樱桃龙眼羹 …………97

百合生地黄羹 …………98

麦冬枣泥膏 …………99

红枣桂圆鸡蛋汤 …………100

中山四物汤 …………101

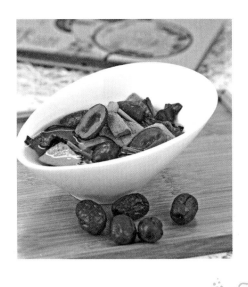

肆 降心火，去心烦，清心退热不上火

用于心烦口干、口舌溃烂生疮、面赤发热、便秘、尿黄短赤、出血等心火亢盛者。

生地黄粥 ……………… 104

绿豆粥 ……………… 105

葛粉粟米粥 ……………… 106

甘草粱米粥 ……………… 107

鸭丝芹菜 ……………… 108

清炒苦瓜 ……………… 110

凉拌茼蒿 ……………… 111

绿豆莲藕汤 ……………… 112

栀子豉汤 ……………… 113

雪羹汤 ……………… 114

梨汤 ……………… 115

生藕羹 ……………… 116

黑豆羹 ……………… 117

鸡子羹方 ……………… 118

藕实羹方 ……………… 119

麦冬蜜枣羹 ……………… 120

葡蜜膏 ……………… 121

丹参葛根茶 ……………… 122

淡竹清火茶 ……………… 124

野菊花茶 ……………… 126

莲心甘草茶 ……………… 127

莲花茶 ……………… 128

甘蔗汁 ……………… 129

西瓜全汁饮 ……………… 130

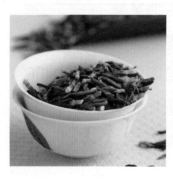
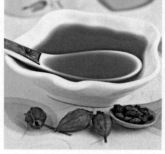
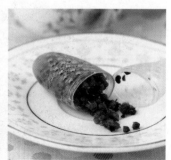

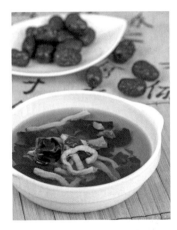
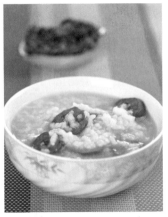
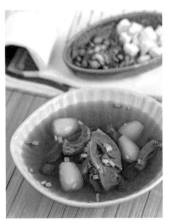

 伍 通心脉，化瘀阻，心血畅通不心痛

用于心悸怔忡、胸闷疼痛、心绞痛、冠心病、心肌梗死等心脉痹阻者。

木耳粥 ……………………134

油菜粥 ……………………135

桃仁粥 ……………………136

丹参大枣粥 ………………137

归枣粥 ……………………138

干姜粥 ……………………139

山楂粥 ……………………140

菠菜粥 ……………………141

灵芝丹参粥 ………………142

人参三七粥 ………………143

楂芹拌梨 …………………144

保元强心汤 ………………146

薤白丹葛猪心汤 …………148

木耳红枣瘦肉汤 …………150

胡桃姜枣汤 ………………151

参枣鳝鱼汤 ………………152

海带苡仁汤 ………………153

双耳汤 ……………………154

三七牛肉羹 ………………155

莲藕红糖羹 ………………156

楂七饮 ……………………157

生脉饮 ……………………158

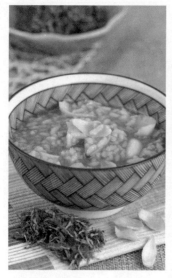
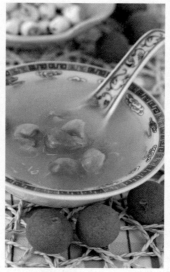
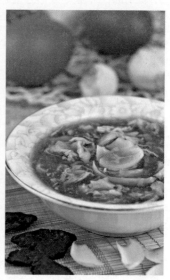

陆 调情志，安心神，宁心静气少烦忧

用于心神不宁、心烦失眠、抑郁、健忘、痴呆、狂躁、神昏、神志异常等心神扰动者。

茯神粥 …………………162

红枣茯神粟米粥 ………163

酸枣仁粥 …………………164

生地枣仁粥 …………………165

安神二枣核桃粥 ………166

人参百合粥 …………………167

合欢百合粥 …………………168

百枣安神粥 …………………169

柏子仁粥 …………………170

小麦粥 …………………171

莲子锅蒸 …………………172

酸枣仁烤饼 …………………174

百合炒鸡心 …………………175

玫瑰炖鸡心 …………………176

猪心枣仁汤 ……………177

莲子百合猪心汤 ………178

香菇猪心汤 ……………179

甘麦大枣汤 ……………180

麦枣百合鸡汤 …………182

芹菜枣仁汤 ……………183

百合地黄蛋汤 …………184

葱白大枣汤 ……………185

安神定志汤 ……………186

龙枣蒸蛋羹 ……………187

养心安神肉 ……………188

参灵龟甲膏 ……………190

龙眼莲子羹 ……………192

灵芝百合饮 ……………193

芹菜大枣饮 ……………194

龙眼洋参饮 ……………195

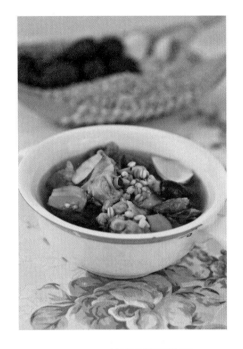

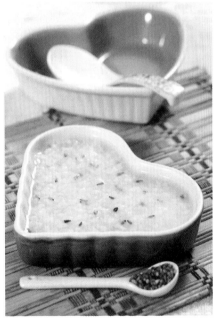

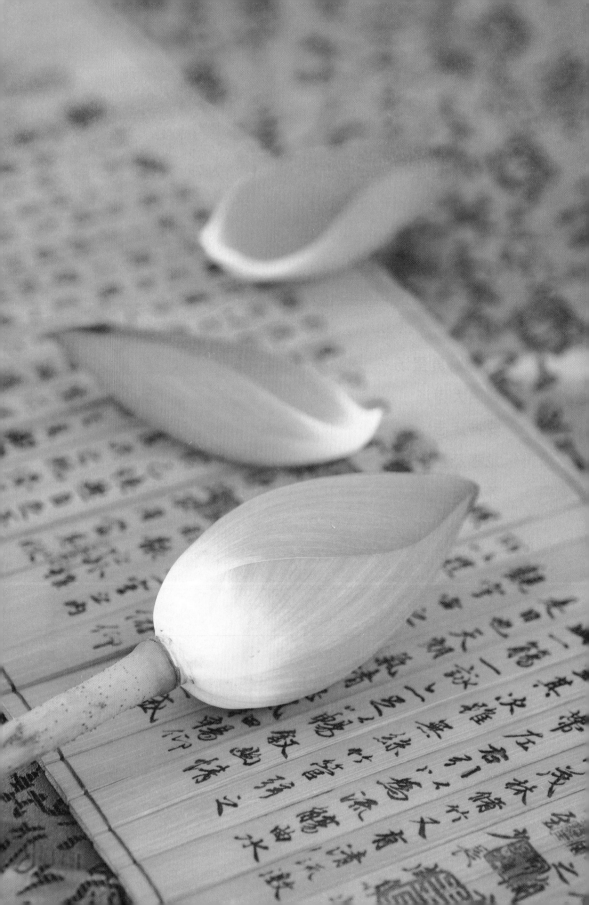

百病从心生，
也可从心医

心血和畅，心神安宁，就是最好的养生。

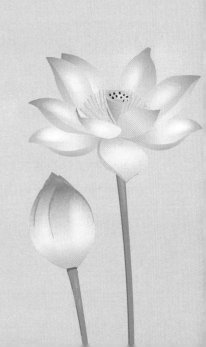

心为"君主之官"，人体统帅

心为神之居、血之主、脉之宗，起着主宰生命的作用，是人体的核心和统帅，又被称为"君主之官"。

《素问·灵兰秘典论》："心者，君主之官也，神明出焉。"

《灵枢·邪客》："心者，五脏六腑之大主也，精神之所舍也。"

《医学入门·脏腑》："有血肉之心，形如未开莲花，居肺下肝上是也。有神明之心……主宰万事万物，虚灵不昧者是也。"

心包括血肉之心和神明之心：血肉之心指有形的心脏，神明之心指无形的心神。这也反映出心主血脉、主神志这两个主要功能。

血肉之心——心主血脉

心主血脉是指心具有推动血液在脉管内周身运行的功能。

支持心脏正常搏动、推动血液循环的动力为"心气"，心气推动着血液在脉管内运行。心与血脉相连，心脏所主之血称为"心血"，心血除参与血液循环、营养各脏腑组织器官之外，又为神志活动提供物质和能量，同时贯注到心脏本身的脉管中，维持心脏的功能活动。

因此，心气旺盛，心血充盈，脉道畅通，则心主血脉的功能正常，血液才能在脉管内正常运行。如果心的气血不足，推动血液循环的力量减弱，则会产生种种病变，如心血瘀阻，则会出现心悸、胸闷，甚至心前区剧烈疼痛等心功能失调的症状。

《素问·五脏生成》："诸血者，皆属于心。"

《素问·痿论》："心主身之血脉。"

《读医随笔》："凡人周身百脉之血，发源于心，亦归宿于心，循环不已。"

神明之心——心主神志

心主神志，即心主神明，或称"心藏神"，指心有主宰人体生命活动及精神、意识、思维活动的功能。

心的气血充盛，心神得养，神志活动才能正常，表现为人的精神振奋，神志清晰，思维敏捷，反应迅速，能与外界环境协调统一。

一旦心有病变，主神志的功能失常，即可出现精神、意识、思维活动异常。例如，心的气血不足，必然影响到心神，表现为失眠、多梦、健忘、神志不宁；若血中有热，扰动心神，则表现为烦躁、谵语，甚至昏迷，不省人事；若痰火扰动心神，则表现为抑郁、神志昏乱、狂躁不安、哭笑无常等神志异常行为。

《类经·藏象类》："心为一身之君主，禀虚灵而含造化，具一理以应万机，脏腑百骸，唯所是命，聪明智慧，莫不由之，故曰神明出焉。"

《灵枢·邪客》："心伤则神去，神去则死矣。"

《素问·六节藏象论》："心者，生之本，神之变也。"

《灵枢·本神》："心气虚则悲，实则笑不休。"

中医眼中的心

中医眼中的"心"并非单指心脏，而是心脏与小肠、血脉、脑、面、舌等构成的一整套人体系统。

心在体合脉

心与血脉相连，心气推动血液在脉管中运行，心气的强弱可以从脉中反映出来。如心气不足时脉弱无力，心气不匀时则心跳异常。

心其华在面

心功能正常与否以及心气血的盛衰，可以通过面部色泽变化反映出来。心气充足者红光满面，心气虚、血少者面色淡白，心血瘀阻者面色青黑或发紫。《灵枢·经脉》说："手少阴气绝则脉不通，脉不通则血不流，血不流则髦色不泽，故其面黑如漆柴者，血先死。"

心开窍于舌

《素问·阴阳应象大论》说心"在色为赤，在窍为舌"。中医认为"舌为心之苗"，心的健康状况可通过舌象有所显露。《外台秘要》说："舌主心脏，热即应舌生疮裂破。"心气不足则舌苍白暗淡，心火旺则舌尖红赤或口舌生疮，心气瘀阻则舌黑紫有瘀斑，痰迷心窍则舌强不语。

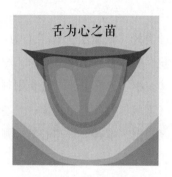

舌为心之苗

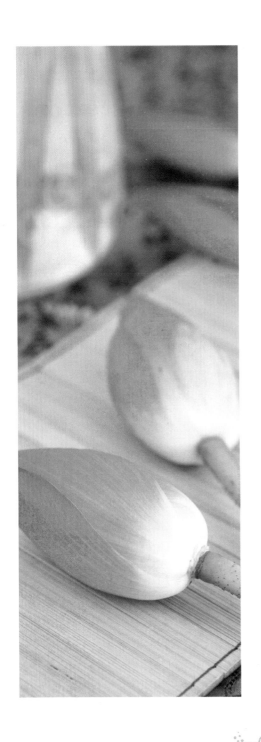

心在志为喜

《素问·举痛论》说："喜则气和志达，营卫通利。"适度的喜悦，对心功能健康有益，悲忧则损害心神。但如果喜乐过度，又会使人心神涣散。《灵枢·本神》说："喜乐者，神惮散而不藏。"另一方面，过喜易惊，情绪过于亢奋，也易出现脑出血、中风等心脑血管危症，以及心神扰乱所致的精神异常，所以又有"喜伤心"的说法。

心在液为汗

"汗血同源"，汗与血同属于人体津液的一部分，"汗为心之液"。心气虚者固摄津液的能力下降，所以动辄出汗，心脏病发作时也常有大汗淋漓的表现。同时，出汗过多会耗伤心血，容易出现心慌、心悸等现象。

心属火，喜清恶热

《素问·宣明五气》说："五脏所恶，心恶热。"心属火，为火脏，最怕热。火本身即为热性，再受热的话，热极则心火炽盛而致病。一方面导致津血耗伤或迫血妄行，出现溃疡、糜烂或出血，另一方面心为热所扰，则神明昏乱、心烦不宁、心悸失眠，热甚则谵妄躁狂、神志昏迷。

心最喜清静，清静才能心气平和，使血流平稳。所以养心一定要让心保持平静，宜清心泻火，导热下行。

心与脑相通

"脑为元神之府"，心与脑相通，有很强的关联性。大脑的正常运作需要大量心血滋养，心血不足，则会出现头晕、耳鸣、头痛等不适，日久则影响大脑功能，使之逐渐萎缩退化，出现健忘、痴呆、认知改变等异常。心气亢奋、血热妄行则易引发脑出血，而心脉瘀阻则易发生脑梗阻、中风等急症。

心与小肠相表里

心与小肠相表里。心为脏，为里，小肠为腑，为表。心与小肠有相互依存、相互协调、相互影响的作用，常常同病同治。心之气通于小肠，小肠之气也通于心。当心火过旺时，除了有舌红、口烂、舌疮、口渴等心火上炎的表现，还会"心移热于小肠"，出现尿少、尿血、尿热灼痛等小肠热证。当心神高度紧张、焦虑时，也易出现腹痛、腹泻等肠道功能紊乱（肠易激综合征）。

"心肠"表里一体，密切相关

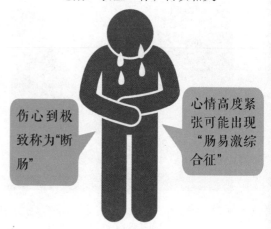

伤心到极致称为"断肠"

心情高度紧张可能出现"肠易激综合征"

心病有哪些类型和表现

"心病"一词始于《黄帝内经》："心病者，胸中痛。""夫病传者，心病先心痛。"此后，心病还涵盖了心血管、脑、精神、口腔、泌尿等其他系统疾病。以下中医病名均与心病有关。

胸痹心痛：由于正气亏虚、痰浊、瘀血、气滞、寒凝等原因引起心脉痹阻不畅，而致胸部发作性憋闷、疼痛，多为冠心病、心绞痛等心血管疾病。

心悸怔忡：自觉心中急剧跳动，惊惶不安，不能自主，多呈阵发性，常伴有胸闷、气短、失眠、健忘、眩晕、耳鸣，每因情绪波动或劳累过度而发作。

中风：急性脑血管疾病的统称（包括缺血性脑卒中和出血性脑卒中），表现为猝然倒地、不省人事，伴发口角㖞斜、语言不利而出现半身不遂等症状。

不寐：睡眠困难，不得卧，目不瞑，睡眠质量差，睡后易醒，醒后不能再睡，严重者彻夜不眠，常伴头痛、心悸、心神不宁。

健忘：记忆力减退，遇事易忘，多为年老心脑失养、脑萎缩所致脑功能衰退。

百合病：以神志恍惚、精神不定为主要表现的情志病。由于伤寒大病之后，余热未解，或平素情志不遂而遇外界精神刺激所致。

癫狂：以情感高潮与低落、躁狂与抑郁交替出现为主要表现的精神失常疾病。

郁病：又称郁证，以心情抑郁、情绪不宁、夜眠不安、胸部满闷、胁肋胀痛，或易怒易哭，或咽中如有物堵塞等为主要表现的疾病。

心阳气不足

心气虚

心气不足，鼓动无力，以心悸、神疲及气虚症状为主要表现的虚弱证。多由于体虚、久病或年老脏气衰弱等原因所致。

主 要 表 现
■ 心悸
■ 胸闷
■ 气短
■ 神疲乏力
■ 自汗
■ 活动后以上症状加重
■ 面色淡白
■ 舌质淡

心阳虚

心阳虚衰或虚寒内生，温运乏力，以心悸怔忡、胸闷及阳虚症状为主要表现的虚寒证。多由于阳气不足或阴寒湿冷所致。

主 要 表 现
■ 心悸怔忡
■ 胸闷或胸痛
■ 气短
■ 怕冷肢凉
■ 神疲乏力
■ 自汗或冷汗
■ 面色㿠白或面唇青紫
■ 舌质淡胖或紫暗

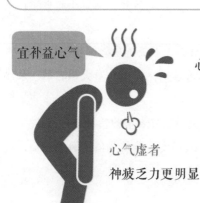

宜补益心气

心气虚者
神疲乏力更明显

二者均有
心悸、胸闷、气短的表现

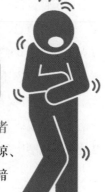

宜温阳益气

心阳虚者
怕冷肢凉、
面色晦暗

心阴血不足

心阴虚

阴液亏虚，心及心神失养，虚热内扰，以心烦、心悸、失眠及阴虚症状为主要表现的虚热证。多由于思虑劳神太过，暗耗心阴，或温热火邪伤阴，或肝肾阴亏，累及于心所致。

主 要 表 现

- 心悸
- 心烦，失眠，多梦
- 口燥咽干，形体消瘦
- 健忘
- 手足心热，潮热盗汗
- 舌红，少苔，津干
- 两颧潮红

宜滋阴清热
心阴虚者
面潮红而有明显热象

心血虚

血液亏虚，心及心神失养，以心悸、失眠、多梦及血虚症状为主要表现的虚弱证。多由于劳神过度而耗血，或失血过多，或久病伤血，或脾肾亏虚、生血不足所致。

主 要 表 现

- 心悸
- 头晕眼花
- 失眠，多梦
- 健忘
- 面色淡白或萎黄
- 唇舌色淡

二者均有
心悸、失眠、多梦的表现

宜补益心血
心血虚者
面色白而无热象

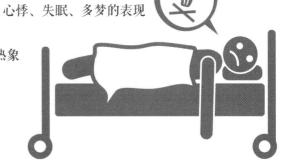

心火亢盛

火热内炽，扰乱心神，迫血妄行，上炎口舌或热邪下移，以发热、心烦、舌赤生疮、口鼻出血、尿赤涩痛或灼痛为主要表现的实热证。多由于情志抑郁化火，或火热之邪内侵，或过食辛辣刺激、温补之品，久蕴化火，内炽于心所致。

主 要 表 现
■ 身体发热　　■ 尿黄，尿少，尿血
■ 口渴津干　　■ 排尿灼热涩痛
■ 心神烦躁　　■ 面红赤，舌尖红绛，舌苔黄
■ 焦虑易怒　　■ 口舌生疮糜烂，口腔溃疡反复发作，难以愈合
■ 失眠不寐　　■ 吐血，衄血（鼻出血）
■ 便秘　　　　■ 狂躁谵语，神志不清

宜清心泻火

心火上炎
以口舌生疮、溃烂疼痛为主

心火迫血妄行
以口鼻出血为主

热扰心神
以狂躁谵语、神志不清为主

心火下移（心移热于小肠）
以尿少、尿黄、尿血、排尿灼痛为主

心脉痹阻

因瘀血、痰浊、阴寒、气滞等因素阻痹心脉，以心悸怔忡、胸闷、心痛为主要表现的痹阻证。多由于正气虚弱，心阳不振，运血无力而致邪气痹阻，心脉瘀阻。冠心病、心绞痛、心肌梗死等心血管疾病者多见。

主 要 表 现
■ 心悸怔忡
■ 胸闷疼痛（痛引肩背内臂，时作时止）
■ 以刺痛为主，伴有舌质晦暗或有青紫斑点
■ 以心胸憋闷为主，伴有体胖多痰、身重困倦、舌苔白腻
■ 以遇寒痛剧为主，得温痛减，伴有畏寒肢冷、舌淡苔白
■ 以胀痛为主，与情志变化有关，伴有胸胁胀满、长叹气、舌淡红

宜活血化瘀，理气化痰

血瘀心脉的疼痛
多为刺痛，伴见舌暗或有青紫色斑点

寒凝心脉的疼痛
痛势剧烈，发作突然，遇寒加剧，得温痛减，伴见畏寒肢冷、舌苔淡白

痰阻心脉的疼痛
多为闷痛，伴见体胖多痰、身重困倦、舌苔白腻

气滞心脉的疼痛
多为胀痛，常与精神因素有关，伴见两胁胀痛、长叹气、舌淡红

痰扰心神

痰迷心窍

痰浊蒙蔽心神，以神志抑郁、错乱、痴呆、昏迷为主要表现。多由情志不遂、气郁生痰或湿浊内蕴生痰、夹肝风内扰而致痰浊蒙心。

主 要 表 现
■ 神情抑郁
■ 表情淡漠，痴呆
■ 喃喃自语，举止失常
■ 意识模糊，神志错乱
■ 突然昏仆，不省人事，口吐涎沫，喉有痰声
■ 面色晦暗，胸闷，呕恶，舌苔白腻

宜理气化浊

痰迷心窍
以抑郁、痴呆、精神错乱为主，无热证

痰火扰心

痰浊与火热交结，扰闭心神，以狂躁、神昏及痰热症状为主要表现。多由精神刺激、思虑动怒、气郁化火、痰火内盛，或外感湿热之邪、生痰内扰所致。

主 要 表 现
■ 发热，口渴，面红目赤
■ 胸闷，呼吸气粗，咯吐黄痰，喉间痰鸣
■ 烦躁，失眠，心神不宁，甚至神昏谵语
■ 狂躁妄动，打人毁物，不避亲疏，胡言乱语，哭笑无常
■ 舌质红，苔黄腻
■ 便秘，尿黄

宜清热化痰

痰火扰心
以狂躁、谵语、神昏为主，有热证

二者均有神志异常的表现

心病偏爱这些人

有家族病史者

遗传是一种不可抗的致病因素，家族有心脏病或精神类疾病史者，最好早早预防。

饮食无度者

暴饮暴食、嗜好酒肉、喜食肥甘厚味，不仅脾胃受损，还会加重心脏负担，长期如此，易发心血管疾病。

精神压力大者

如果工作、生活中不顺心的事较多，精神压力过大或长期高度紧张，而又不能在心理上及时自我疏导，很容易抑郁成疾，化为心病。

负能量多者

经常抱怨、焦虑、发怒、悲忧、抑郁的人负能量太多，对心神有极大影响，常会伤及心脏、大脑，并影响饮食、睡眠，使身心都处于不良状态。

中老年人

随着年龄增长，机体损耗自然增加，心血管出问题的概率越来越高，如同机器年久失修，可能会随时出故障，甚至停机，发生猝死。

过度劳累者

久站、久行、负重、熬夜或用脑过度，不论劳力还是劳心，均为劳累过度，会耗气伤血，加重人体精气损耗，导致身心俱疲而致病。

久坐不动者

久坐不动、运动不足者过度安逸，容易造成气滞血瘀、痰湿内蕴、形体肥胖，血液循环及废物代谢能力均下降，导致心血管瘀阻而发病。

养成护心的好习惯

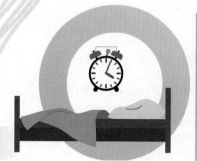
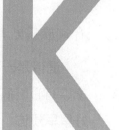

劳逸适度

保证休息

工作和休息应交替进行，做到张弛有度，避免劳累过度。劳累既包括体力上的劳累，也包括用脑过度的情况。因此，紧张工作之后一定要保证休息，该休假时就放下工作彻底放松，让身体和心态都得到养护和修复。

少操心

操心最为劳神，平日不妨心大一些，心态平和一些，没有过不去的坎儿，管好自己，莫操他人闲心。很多事情想不开，放不下，过于在意，能不"心累"吗？

不熬夜

应保证每天6~8小时的睡眠时间，晚上上床睡觉不要超过11点，不可错过夜间滋养阴血的关键时间。切忌熬夜加班到很晚或过度娱乐、思虑，使精神处于兴奋状态，扰乱心神，也危害心血管健康。

适当活动

久坐不动者要加强体力活动，积极锻炼，以促进循环和代谢，增强心功能，避免气血瘀滞和肥胖。但也不宜剧烈运动，应以不疲劳为原则。

饮食有节

三餐定时定量

按时吃饭，每餐不过饱，以八分饱为宜，保证热量摄入不超标，不给心血管增加额外的负担。这样规律的饮食作息对养护心脏和脾胃都非常重要。

饮食清淡

饮食应少盐、少糖、少油，清淡平和，过咸、过辣、过于油腻的饮食都不利于心血管养护。

高盐饮食容易引起或加重高血压、水肿，危害心血管健康，影响人体循环和代谢。

高糖饮食容易热量超标，造成高血糖、肥胖，增加心血管的负担。

高油脂饮食造成热量及胆固醇超标、脂肪堆积，影响血脂代谢平衡，引起或加重高脂血症、动脉硬化和冠心病。

辛辣刺激性饮食对活血化瘀、祛除寒湿有一定好处，但食用过多会伤津灼液，加重虚热烦渴的症状，加快血流和心率。因此，阴血不足、心火亢盛及有出血倾向者不宜多吃。

戒烟限酒

吸烟对心血管有极大危害，会加剧血管的硬化、老化，导致高血脂、心脏病发作。因此，吸烟的习惯应尽早戒除。

喝酒要限量。心血瘀阻、体寒者少量饮酒可起到活血作用，但心火旺盛、有出血倾向、已患高血压及心脏病者不可多喝酒，尤应限量。

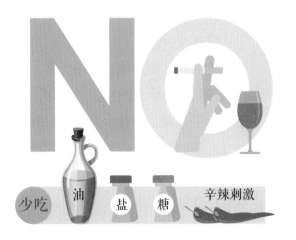

少吃　油　盐　糖　辛辣刺激

远离不良刺激

创造良好的室内环境

居家及工作环境应安静不嘈杂，通风良好，空气新鲜，光线明亮，阳光充足，色彩柔和，温湿度适宜，这样能在最大程度上让人身心舒适，放松愉悦，不紧张烦躁。

避免外部环境的刺激

如果出门在外，应注意随季节天气变化而加强自我保护，及时增减衣物，避免风、寒、暑、湿等邪气侵袭。此外，还要注意远离烟、粉、霾、尘、噪声等不良环境。

减少刺激性活动

尽量减少紧张刺激、让人心跳加剧的活动，如对抗性竞技比赛、户外探险、跳伞、蹦极、过山车、潜水、冬泳等，也要少看惊险、恐怖或悲情的电影，心理薄弱者容易留下心理阴影，甚至引发心血管疾病急性发作。

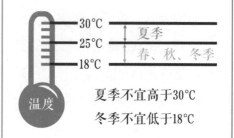

居室最舒适温度为25℃

夏季不宜高于30℃
冬季不宜低于18℃

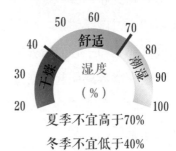

居室最舒适湿度为55%

夏季不宜高于70%
冬季不宜低于40%

有心病者一般比较"娇气"，尤其怕冷、怕湿，长时间待在阴冷潮湿的房间不仅容易导致心血管病发作，还容易加重抑郁。

如果室内温度不理想，最好使用取暖或制冷设备来调节室温。湿度太高时也要注意除湿。

心病还需心药医

情志不和百病生

情志不和，七情超过一定的限度，是诱发及加重心病的重要因素。《素问·举痛论》中说："怒则气上，喜则气缓，悲则气消，恐则气下，惊则气乱，思则气结。"正所谓"七情内伤"，即"喜伤心，怒伤肝，忧思伤脾，悲伤肺，惊恐伤肾。"因此，中医有"百病生于气"的说法。

人的身心是一个统一的整体，相互影响和作用。心为君主之官，心动则五脏六腑难安。情志不和首先会扰乱心神，进而导致五脏六腑及精神活动功能失调，且七情所伤，必归于心，各种情志刺激在影响本脏的同时，都会影响心功能，导致多种异常症状，如抑郁、失眠、烦躁、心神不宁、恍惚、心悸、心绞痛、神昏、痴呆等。

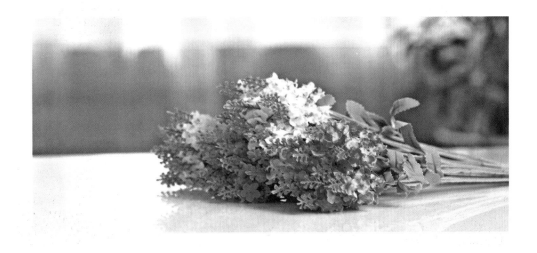

身心同治才有效

心病的特点是反复发作、迁延不愈，甚至成为疑难杂症，难以根治。俗话说"心病还需心药医"，在调理情志方面应"身心同治"。其中，化解心结、疏导不良情绪等"心疗"的作用非常关键，正所谓"心病不除，身病难治"，不疏导好心理问题，心病很难好转。

"心疗"加"食疗"，如在饮食中添加一些养心安神、宽胸解郁、养阴除烦、活血化瘀的药食材料，才能真正起到和谐身心、养心安神的作用，这也是中医的独特传统和优势。

心疗方法有哪些

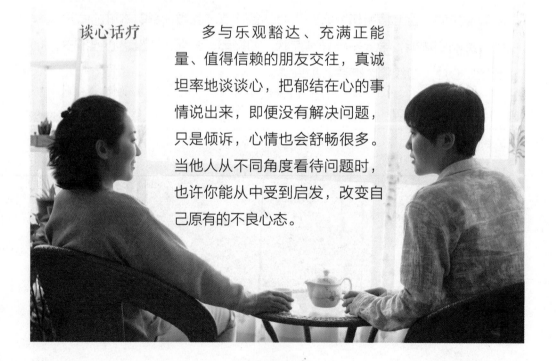

谈心话疗　　　　多与乐观豁达、充满正能量、值得信赖的朋友交往，真诚坦率地谈谈心，把郁结在心的事情说出来，即便没有解决问题，只是倾诉，心情也会舒畅很多。当他人从不同角度看待问题时，也许你能从中受到启发，改变自己原有的不良心态。

心理咨询

如有较大的心理刺激时，建议找专业心理咨询师或心理医生进行疏导和治疗，有时陌生人反而更容易解开心结。现代社会中，心理障碍是非常多见、常见的，在还不是很严重的时候早早干预，可以避免积郁成疾。一定不要认为找心理医生是丢脸的事，心理健康是身体健康的重要部分，同等重要，且专业人士的指导更加有效。

多读好书

读好书是在和许多智者交谈，心情不佳时可多看古今中外的经典名作，能开阔视野，启迪智慧，使人豁然开朗，洞察人生，放下偏执，怡然自守。

适当宣泄

不良情绪如果憋在心里不发作，对身体伤害更大，适当宣泄很有好处。大哭一场、登山呼喊、唱歌跳舞、运动流汗等，都有助于把积在胸中的郁闷之气发泄出来。

寻找快乐

多看喜剧、相声、小品、网络段子、趣味视频等轻松愉快的内容，或常与风趣幽默者、儿童、萌宠相伴，都能让人心情愉悦，释放压力，治愈不开心。

培养爱好

培养一些有益身心的兴趣爱好，有助于转移注意力，如旅游、摄影、写字、绘画、养花、弹琴、歌舞等，把心放在自己喜爱的事情上，其他事情的重要性就降低了，也没闲心在意了。

行善助人

"予人玫瑰，手有余香"。行善助人会让自己产生幸福感和价值感，对心理健康非常有益。多参与公益活动、社区活动，力所能及地帮助他人，是治愈心病的捷径。

饮食得当，
最安全的养心安神法

对证食养效果好

食养最安全

饮食调养是最安全有效的养心法。除了日常食物外，在膳食中适当添加一些药食两用材料，对养心安神、保护心血管能起到事半功倍的作用。

> **"药食两用材料"是最优选择**
>
> 药食两用材料指既是食品又是药材的材料，一般具有食用安全、常服有效、口味容易接受、物美价廉的优势，如大枣、龙眼肉、百合、莲子、绿豆、赤小豆、灵芝、小麦等，是食疗的首选材料。

在选择食材时，"对证调养"非常重要。如心的气血不足者需要补益气血，而心火旺盛者需要清热泻火，所选的食物可能完全不同。如果吃错了，不仅不能起到调养作用，反而会雪上加霜或火上浇油。因此，在食养之前，应先了解自己的心病类型，是寒是热，是虚是实（详见第8~12页），再根据"寒者热之，热者寒之，虚者补之，实者泻之"的原理，选择不同寒热属性、不同疗效的食材来调养。

不同的心病，不同的食物选择

阳气不足者，宜温阳益气，多吃温热助阳、补益心气的食物。如羊肉、鸡肉、牛肉、香菇、龙眼肉、荔枝、大枣、肉桂、山药、扁豆、生姜、葱白、莲子、薤白、人参、黄芪等。

阴血不足者，宜滋阴养血，宜多吃生津润燥、养阴补血的食物，如百合、银耳、鸡蛋、甲鱼、猪心、猪血、猪肝、大枣、莲藕、枸杞子、葡萄、樱桃、麦冬、西洋参、熟地黄等。

心火亢盛者，宜多吃清泻心火、清热解毒、凉血止血的食物，如鸭肉、苦瓜、西瓜、荸荠、芹菜、菠菜、莲子心、绿豆、梨、甘蔗、莲藕、麦冬等。

心脉痹阻者，宜多吃活血化瘀、理气化痰的食物，如山楂、红糖、黑木耳、油菜、莲藕、薏苡仁、菠菜、玫瑰花、当归、丹参、三七等。

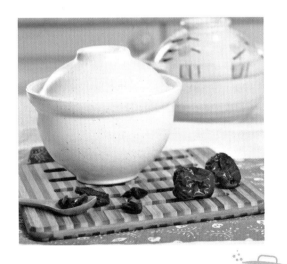

痰扰心神者，宜多吃理气化痰、养心安神的食物，如猪心、百合、大枣、芹菜、龙眼肉、莲子、茯苓、小麦、橘皮、酸枣仁、柏子仁、薄荷、茯神、西洋参、玫瑰花、灵芝等。

这类食物最养心

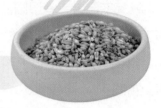

粗粮谷物有利于保护心血管

　　粗粮谷物是主食，也是人体气血生化的重要来源。其中，除了富含糖分外，还含有大量的B族维生素、维生素E等，对维护心血管健康、稳定情绪都有重要作用。

　　糯米可补益气血不足，粟米可消除烦热，玉米可强心健体，燕麦能降脂通便，糙米能排毒减肥，大麦、麦芽能消积化滞，浮小麦则是中医常用的安神除烦药，多用于更年期女性的心烦不安。常吃这些粗细搭配的谷物，对心血管健康及养心安神都有好处。

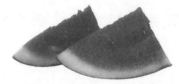

蔬菜、水果可清血管

　　蔬菜为"疏通之菜"，各种维生素及膳食纤维的含量高，一方面让人产生饱腹感，可以控制进食量，另一方面，能促进肠胃蠕动，使排便更顺畅，是肠道的"清道夫"。当进食热量控制得当、排泄又通畅的前提下，脂肪及胆固醇代谢正常，人就不容易肥胖或动脉硬化，血管也更为洁净、健康。因此，多吃蔬菜有清血管、净血液的作用。

　　水果也富含维生素和膳食纤维，且汁水丰富，能滋阴润燥，特别适合阴虚火旺者多吃，尤其是心火亢盛、津干口渴、口腔溃烂、心烦气躁者，宜多吃西瓜、梨、猕猴桃、柚子等水果清火。

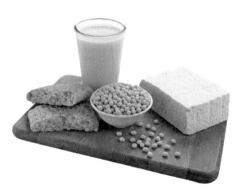

养心多吃豆类食品

豆类食物包括黄豆、绿豆、赤小豆、豌豆、蚕豆、花豆以及豆浆、豆腐、豆干等各种豆制品。

豆类在植物类食物中蛋白质含量最高，且富含植物油脂、维生素E、B族维生素、钙、铁、膳食纤维等，营养价值非常高，是心血管的保护神，有利于降低血脂，减轻动脉硬化和冠心病，强化心功能。

黄豆富含大豆异黄酮，有"天然雌激素"之称，可改善更年期女性雌激素快速降低而导致的心烦不宁、失眠、潮热盗汗等不适，从而起到养心安神的作用。

绿豆、赤小豆则有清热解毒的功效，对心火亢盛、口腔溃疡、烦躁不安、尿少便秘、肥胖等都有调理作用。

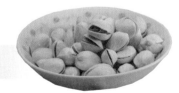

干果坚果，养血补心又健脑

干果类食物，如大枣、莲子、龙眼肉、葡萄干、枸杞子等，都有健脾益气、养血安神、健脑益智的作用，特别适合心气不足、心血亏虚者补益，能改善面色苍白、神疲乏力、心神不宁、烦躁失眠、气短多汗、健忘痴呆等心脑疾病症状。

坚果类食物，如核桃、花生、开心果、杏仁等，富含植物油脂（以不饱和脂肪酸为主，相对来说比较健康）、维生素E及锌、铁等矿物质，适量食用，可以起到健脾养血、润肠通便、润燥除烦、保护心血管的作用，适合气血不足、血虚失养、动脉硬化、脑力衰退者食用。

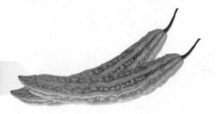

苦味入心去心火

在五味中，苦味与心相通应，也就是说，苦味入心，对清泻心火有很好的效果。所以，心火盛时，饮食中不妨多加些苦味的食物，如用苦瓜、苦菜、苦苣、油麦菜、茼蒿等，也可以用苦味的莲子心、苦丁茶、野菊花、蒲公英等材料泡茶饮，清心火功效显著，夏季尤宜。如有心火亢盛导致口腔溃疡时，含漱野菊花茶，能起到明显缓解作用。

不喜欢苦味者，可以通过精心烹调、添加其他调味料来改善口感。

如果是心的阳气不足或心血不足等虚弱证者，最好不要多吃苦味食物，以免加重寒凉、亏虚，雪上加霜。

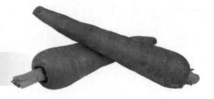

红色食物利血脉

从五色上看，红色与心相通应，也是火与血的颜色，一般来讲，多吃红色食物，对养心补血、活血或凉血、通利血脉、改善心血管系统是有好处的。

胡萝卜、红枣、龙眼肉、樱桃、红葡萄、枸杞子等，富含糖分及铁、锌、钙、维生素C、胡萝卜素等，有补血养血、促进血液循环的作用，适合心气不足、心血亏虚、贫血苍白、神疲乏力、枯槁早衰、失眠烦躁等虚弱者食用。

赤小豆、番茄、西瓜等则清热解毒，除湿利尿，安神除烦，适合心火亢盛、血热烦渴、口舌生疮、尿少尿黄、湿热或痰湿肥胖者食用，夏季尤宜。

红辣椒少量食用可以活血化瘀，适合寒湿痹阻而致血脉不通者，而心火旺盛、阴虚内热及有出血倾向者不宜食用。

茶饮清心又降火

　　绿茶、红茶、乌龙茶、普洱茶、苦丁茶等茶饮是清热降火、补水解渴、清心除烦、醒脑明目的天然良药，也有一定的促进消化、降低血脂、瘦身减肥作用。

　　茶叶也可再搭配一些中药材，如莲子心、莲花、荷叶、薄荷、茉莉花等，清心降火、除烦解郁的效果更加显著，适合心火亢盛、热扰心神、湿热内蕴者日常饮用，夏季热盛时尤宜。

　　但这些苦味、寒凉的茶饮相当耗气凉血，并不适合心气不足及血虚者，以免损耗阳气，加重虚寒。

安神助眠这样吃

　　心神不安、烦躁失眠、情绪抑郁者应养阴清热，补血安神，理气解郁，在饮食方面可以多吃以下食物，有调理和改善作用。

　　养阴清热的食物有鸭肉、鱼肉、百合、银耳、芹菜、甘蔗、荸荠、梨、西瓜、桑椹、梅子、橙子、柚子等，不仅能安神除烦，还有降血压、降血脂、保护心血管的作用。

　　补血安神的食物有大枣、龙眼肉、莲子、莲藕、甲鱼、红糖等。如失眠严重，可添加酸枣仁、柏子仁、灵芝、合欢皮、茯神、远志等药材。

　　理气解郁的食物有白萝卜、大葱、洋葱、柑橘、陈皮、苹果、香蕉、金针菜、茉莉花、玫瑰花、白梅花、合欢花、薄荷、乌梅、佛手等，抑郁烦躁不眠者可以多吃。

古方常用的养心食材

龙眼肉

也叫龙眼、桂圆、圆眼。味甘，性温，能补益心脾，养血安神，用于气血不足、心悸怔忡、健忘失眠、血虚萎黄，尤宜心脾不足所致神经衰弱者及妇女产后、更年期调养。鲜品、干品皆宜。

大枣

也叫红枣，味甘，性温，能健脾益气，补血生肌，养心安神，用于脾虚食少、乏力便溏、妇人脏躁，也适合血虚贫血、苍白羸弱、心神不宁、失眠烦躁、神经衰弱者食用。鲜品、干品皆宜。

猪心

从"以形养形、以脏养脏"的角度讲，动物心对人体养心有正面作用。猪心可养心安神，镇惊止汗，用于惊悸怔忡、自汗、不眠、神志恍惚等。鸡心、羊心等也有类似功效。

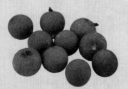

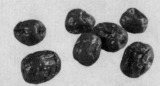

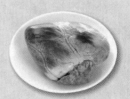

莲子

也叫莲肉、莲米，味甘、涩，性平，归心、脾、肾经。能补脾止泻，益肾涩精，养心安神。用于脾虚久泻、遗精带下、心悸失眠。莲子善清心、解热、除烦、交心肾，对更年期女性心烦失眠尤为有益。

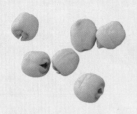

樱桃

也叫车厘子，味甘，性温，能益气健脾，祛风除湿，补血补虚，润肤养颜。用于心血不足、血虚萎黄或苍白、贫血虚弱、四肢不仁、风湿腰腿疼痛、冻疮等虚证。

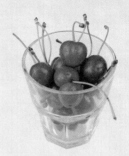

胡萝卜

可健脾养血，补中健食，宽中下气，且富含胡萝卜素、槲皮素、叶酸及木质素等营养物质，可改善微血管功能，降压，强心，抗癌，明目，润肤，消食，去除肠胃之邪，提高免疫力。

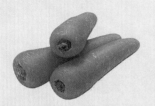

山楂

也叫红果。除了消食健胃、行气散瘀之外，还能增加冠状动脉流量，降低心肌耗氧量，有强心、降压、降脂、保护心血管的作用，可用于高血压、高血脂、冠心病、心绞痛、心律失常、房颤等心血管疾病。鲜品、干品皆宜。

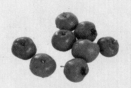

当归

味甘、辛，性温，归肝、心、脾经。补血活血，调经止痛，润肠通便。用于血虚萎黄、眩晕心悸、月经不调、经闭痛经、虚寒腹痛、肠燥便秘、风湿痹痛等。是女性调养气血的常用材料。

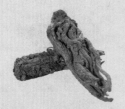

人参

味甘、微苦，性平，归脾、肺、心、肾经。补气固脱，生津，安神，益智。常用于心力衰竭、心源性休克、体虚欲脱、大汗肢冷、脉微苍白等心血管急症，也用于惊悸失眠、神经衰弱、健忘等。

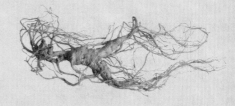

苦瓜

味苦，性寒，归心、脾、胃经。清暑涤热，明目，解毒，是清泻心胃之火的佳品。用于心火内炽、胃热烦渴、丹火毒气所致中暑下痢、痈肿恶疮、赤眼疼痛等。

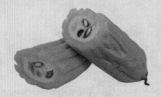

百合

味甘，性寒，归心、肺经。养阴润肺，清心安神，用于阴虚内热所致的痰火燥咳、虚烦惊悸、失眠多梦、精神恍惚、坐卧不安，是治疗"百合病"（以神志恍惚、精神不定为主要表现的情志病）的良药。

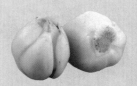

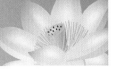

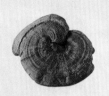

灵芝

味甘，性平，归心、肺、肝、肾经。补气安神，止咳平喘，强心降压。用于心神不宁、心悸、失眠、眩晕、虚劳咳喘、神疲乏力、不思饮食、脑力减退等，是传统的滋补强壮、延缓衰老、养心安神之品。

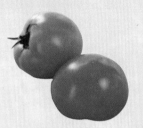

番茄

也叫西红柿，味甘、酸，性微寒，生津止渴，凉血平肝，清热解毒，抗炎利尿。用于热病口渴、高血压、眼底出血、肾病水肿等，对心血管有一定的保护作用，尤宜内热火盛者。

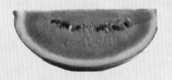

西瓜

也叫寒瓜、天生白虎汤。味甘，性寒，归心、胃、膀胱经。消暑热，泻心火，除烦渴，利小便，用于心火炽盛、口舌生疮、咽喉肿痛、暑热神昏、津干口渴、烦躁不安、小便不利、肾炎水肿等，尤宜夏季安养心神。

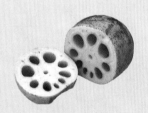

莲藕

味甘，性寒，归心、脾、胃经。熟藕偏于健脾开胃、养血生肌，用于血虚贫血、食少乏力；生用偏于清热生津、除烦止渴、凉血散瘀，用于热病烦渴及血热出血。

绿豆

味甘，性寒，归心、胃经。是常用的清解热毒、消暑止渴之品。夏季常食能泻心火，清胃火，用于暑热神昏、心烦口渴、燥热、毒热、疮毒痈肿、水肿等。

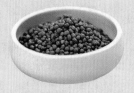

赤小豆

也叫红豆、赤豆、红小豆。味甘、酸，性平，归心、小肠经。利水消肿，解毒排脓。用于湿热所致水肿胀满、黄疸尿赤、痈肿疮毒、高血压、肥胖等。

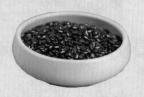

小麦（浮小麦）

小麦能养心益肾，除热止渴，用于妇女脏躁、烦热、虚汗不止、消渴、泄痢、痈肿、神经衰弱。尤其是浮小麦（小麦淘洗时轻浮瘪瘦者），可除虚热，敛汗，镇静安神，特别适合更年期潮热盗汗、烦躁的女性调养。

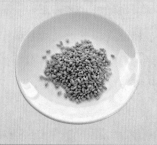

茯苓

茯苓是益心脾、安心神的常用品。其味甘、淡，性平，归心、肺、脾、肾经。能利水渗湿，健脾宁心。用于水肿尿少、痰饮眩悸、食少便溏、心神不安、惊悸失眠、健忘。

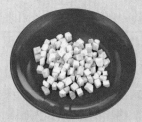

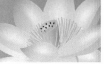
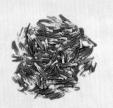

莲子心

也叫莲心。味苦，性寒，归心、肾经。清心安神，交通心肾，去热降压。用于热入心包、神昏谵语、心肾不交、心烦口渴、失眠遗精、血热吐血、目赤肿痛、高血压等。

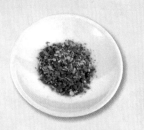

酸枣仁

味甘、酸，性平，归肝、胆、心经。补肝，宁心，敛汗，生津。用于虚烦不眠、惊悸多梦、体虚多汗、津伤口渴、高血压等。其有良好的镇静、催眠作用，是安神助眠的天然良药。

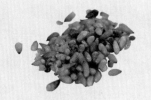

柏子仁

为侧柏的种仁，味甘，性平，归心、肾、大肠经。养心安神，止汗，润肠。用于虚烦失眠、心悸怔忡、精神恍惚、阴虚盗汗、肠燥便秘。尤宜女性因思虑过度、心血亏损所致的神经衰弱、惊悸失眠者。

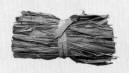

淡竹叶

味甘、淡，性寒，归心、胃、小肠经。清心火，除烦热，利小便。用于热病烦渴、口舌生疮、牙龈肿痛、小便赤涩淋痛等。尤其对心火炽盛所致口腔溃疡有显著的食疗效果。

四季养心神更安

春季开心更舒畅

春季主生发，舒畅肝气很重要

春季主生发，对应人体的肝，肝主生血、藏血，对心血有影响和调整作用。肝喜条达而恶抑郁，肝气如果过于旺盛，甚至偏亢，会使心过于亢奋，从而产生激动易怒、血压升高、头晕目眩等问题。如果肝气郁结，又往往出现闷闷不乐、抑郁不舒的状况，不利于养心安神。因此，春季养心的关键就是要调节好情绪，使肝气舒畅通达。

注意保暖防病邪

春季风邪较盛，且气温反复无常，多有"倒春寒"。因此，春季不要过早减衣，需注意保暖以防心血管病复发。南方春季多有梅雨，阴冷潮湿，除了防寒，还需调理情绪，以免长时间阴雨天气造成心情抑郁。

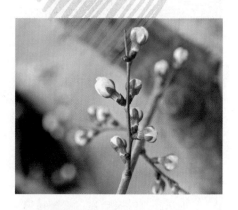

郊游踏青多活动

春季万物生长，草木萌发，大地回暖，花开繁盛，此时应多多外出踏青、郊游活动。否则，宅在家中，孤独闷坐，忧思不乐，最容易肝气郁结而生心病。春季外出最宜投身于大自然，或赏花，或观景，或运动，或游乐，或放风筝，或植树木，感受春天的勃勃生机，适度宣泄，能让人心情舒畅、忘却烦恼、笑口常开。所以说，"开心"就是春天的养心大法。

夏季静养去心火

夏季心火旺，清心火是关键

心属火，为阳脏，夏季是最炎热的季节，心与夏气相通应，心的阳气在夏季最为旺盛。如果是心阳虚衰者，适逢夏季阳热之气旺盛，身体补充了阳气则能使阳虚状况得以改善。"血遇热则行"，血管遇热也会扩张，故心血不足或心脉瘀阻所致高血压、冠心病等心血管疾病患者，在夏季病情均有一定缓解。

夏季气温高、暑气重、热毒盛，人最容易心火亢盛，导致出现心绪不宁、胸闷不适、食欲减退、睡卧不安、头痛目赤、心烦易怒、口干舌燥、口腔溃疡、痈肿疮毒、尿黄便干等上火状况，且夏季出汗过多又会加重人体津液耗伤，心阴虚者虚火更旺，而出现低热、盗汗、心悸不眠等状况。所以，夏季养心的关键就是清心火。

心静火自灭

"心静自然凉"，保持良好的心态，让心情自然平和、安静恬淡，是养心、清心火的最佳途径。

想要达到心静的状态，可以从以下几个方面入手。

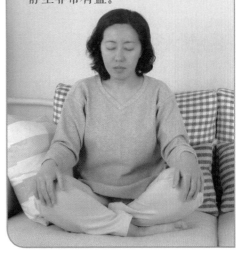

静坐：静坐时闭目安神，可收敛心神，放松身心，促进睡眠，使内心感到平静，烦躁郁火逐渐消退。静坐可随时进行，宜在树荫下或凉爽的室内，避开风口处，时间可长可短。睡眠不佳者睡前静坐非常有益。

慢生活：夏季宜放慢生活和工作节奏，不要太紧张忙碌，尽量轻松缓和，给身心减负。中午睡个午觉，既能避免午间炎热、出汗过多，又能弥补晚间睡眠的不足，安养心神。

控制情绪：日常控制好情绪，尽量减少发怒、着急、紧张、焦虑，也可预防和缓解心火旺盛，避免进入越闷热、越烦躁的恶性循环。

吃"苦"降心火

适当吃苦味食物，如苦瓜、苦苣、莲子心、苦丁茶等，可降心火。但苦味食物多比较寒凉，吃得过多容易伤及脾胃，也不可过度。

小心空调诱发心血管病

以前夏季容易出汗过多，汗为心之液，汗多易伤心，造成血液浓缩，诱发心血管病。现在空调普及，出汗多的问题可以避免，但又往往发生室内外温差过大、忽热忽冷的问题，同样伤害心血管，是引起心血管病复发的诱因。因此，现代生活中要小心空调，不要把温度调太低，并注意及时增减衣物，切勿着凉。

秋季安神不抑郁

秋季多悲忧，需安心防抑郁

秋季主收敛，阴长阳消，萧瑟肃杀，人很容易陷入低落、悲忧的情绪中，因此，秋季也是抑郁症的高发季节。此外，秋季多燥邪，对应人体的肺。"悲伤肺"，悲忧情

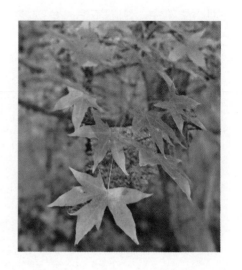

绪也会伤及肺气，加重心慌、气短、神疲乏力等症状。鉴于精神因素的重要性，秋季更需安养心神，疏解烦闷，注意休息，劳逸结合，使心神平和，怡然自守。不妨多偕亲伴友，登高远眺，看红叶，赏秋月，品瓜果，保持乐观向上的积极心态，是秋季养心的重点。

秋季多养阴，以防虚热内扰

秋季多燥，应以养阴为主，否则，阴液亏虚易引起虚热内扰而加重心烦失眠、心悸等症状。秋季除了要多喝水外，在饮食上还应多吃甘润多汁的水果、蔬菜，适度补益气血，增加营养，对安养心神都是有益的。

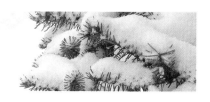

冬季保心护血管

冬季是心血管病高发期

冬季气候严寒，心血管遇寒收缩加剧，血压升高，血液黏稠度增高，会导致心脏负担加重，高血压、心绞痛、冠心病、脑卒中、心肌梗死、心力衰竭、肾病水肿等疾病均高发，对心血管病患者是一个严峻考验。冬季主闭藏，寒邪偏盛，对应人体的肾。冬季如果肾气过旺，会损伤心气，影响心脏功能，这也是心血管疾病高发的原因。

防寒保暖与控制饮食并重

冬季养护心血管的首要任务就是防寒保暖，"血遇热则行，遇寒则凝"，全身温暖，血液才能畅通不瘀阻。尤其是外出时，头颈、肩背、腰腹、膝盖、手足保暖，一个都不能忽视。

冬季年节较多，容易暴饮暴食、酒肉无度，生活作息也经常被打乱，这对于心脏养护十分不利，应格外注意。

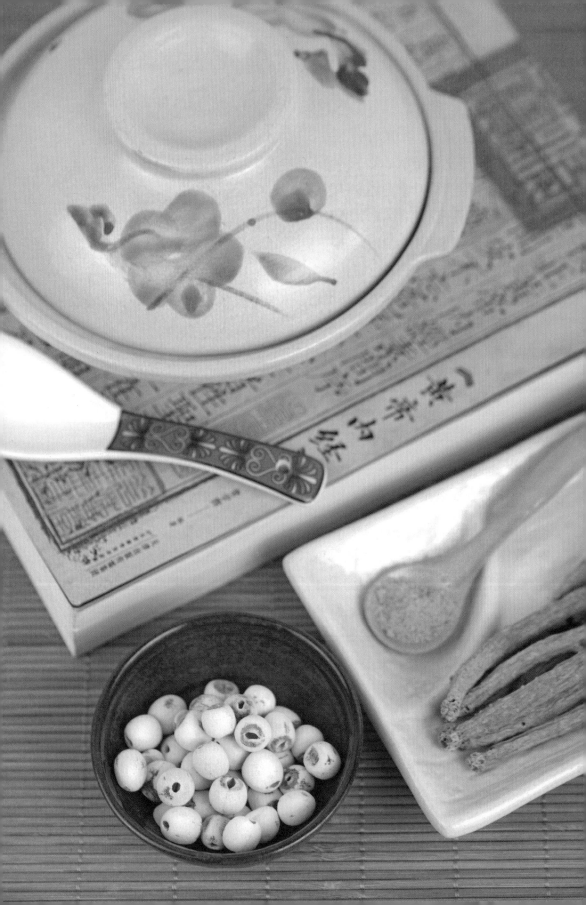

贰

补心气，温心阳，
气足体暖不冰冷

用于心悸、心衰、胸闷气短、神疲乏力、畏寒肢冷、自汗或冷汗等心阳气不足者。

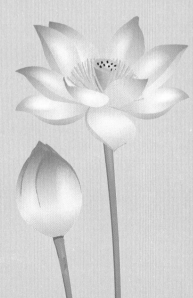

龙眼粥

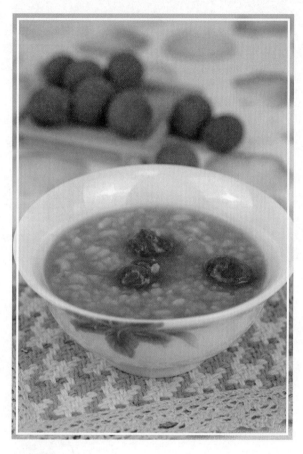

〔出处〕

《调疾饮食辩》。

〔功效〕

益心脾，补气血，安心神，
用于心脾气虚所致贫血、心
悸、失眠、多汗、健忘，尤
宜思虑过度、劳伤心脾者。

〔材料〕

龙眼肉10克，粳米100克。

〔调料〕

白糖（或冰糖）适量。

〔做法〕

1 粳米淘洗干净，放入锅中，
  加适量水，煮15分钟。
2 放入龙眼肉和白糖（或冰
  糖），继续煮至粥稠即可。

专家箴言

　　龙眼肉也叫龙眼、桂圆，其鲜品、干品均
是补益心脾、养血安神的常用材料。适合气血
不足、虚劳羸弱、心悸怔忡、健忘失眠、血虚
萎黄者常食。《泉州本草》说它"壮阳益气，
补脾胃"。《得配本草》说它"益脾胃，葆心
血，润五脏，治怔忡"。

　　内有痰火及湿滞停饮者不宜多吃。

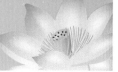

龙眼
鸡肉粥

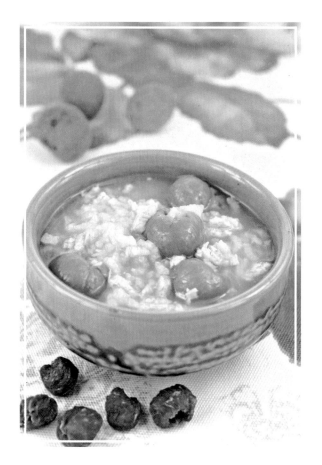

［出处］

民间验方。

［功效］

益气养血，用于思虑过度、气血两虚所致贫血、面色无华、神疲乏力、心悸失眠。

［材料］

龙眼肉10克，鸡胸肉70克，粳米100克。

［调料］

盐、鸡精各适量。

［做法］

1 将鸡胸肉洗净，切碎备用。

2 粳米淘洗干净，和龙眼肉一起放入锅中，加适量水，煮至粥成，放入鸡肉滑散，再煮沸时加盐和鸡精调味即可。

专家箴言

　　鸡肉是温补气血的佳品，可助阳气，暖肠胃，补精髓，疗虚弱，长肌肉，益颜色。搭配补益心脾、养血安神的龙眼肉煮粥，适合气血两虚者调养，对血虚贫血、畏寒肢冷、心悸气短、头晕目眩、神疲乏力、面色苍白、神经衰弱、食少体倦、体虚多汗等症状均有改善效果。产后体虚者及更年期女性也宜多吃。

　　湿盛中满、内有痰火者及孕妇不宜多吃。

黄芪
牛肉粥

〔出处〕

民间验方。

〔功效〕

益气养血，用于脾胃虚寒、血虚肢冷、心虚自汗。

〔材料〕

粳米、牛肉、山药各100克，生黄芪、大枣、小麦各30克。

〔调料〕

盐、姜片各适量。

〔做法〕

1 将粳米和小麦淘洗干净；山药去皮，切块。

2 牛肉洗净，切丁，焯水后和姜片、黄芪放入锅中，加适量水，煮30分钟。

3 拣出姜片、黄芪，放入粳米、山药、大枣、小麦，煮至粥成，加盐调味即可。

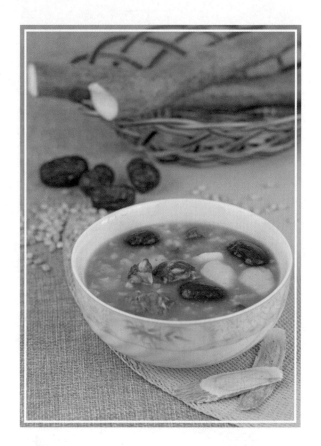

专家箴言

牛肉益气补虚，养血强身。大枣为"脾之果"，健脾益胃、补血生肌、安养心神的效果好。黄芪是益气固表的良药，善治气虚乏力、便溏、自汗等脱泻症，且有降压及扩张血管的作用，有益心血管系统，生用固表作用更强。山药可健脾强身，补虚止泻。小麦可养心肾，除烦渴，止虚汗，厚肠胃。以上食材合用煮粥，可令人气血旺盛，心神得养，身体强健。

内热便秘者不宜多吃。

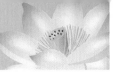

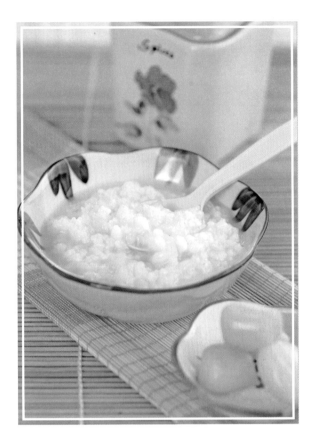

薤白粥

〔出处〕

《食医心镜》。

〔功效〕

散寒助阳，行气止痛，用于心阳亏虚、寒凝气滞所致胸闷不适，也常用于防治冠心病、心绞痛。

〔材料〕

薤白30克，粳米100克。

〔调料〕

盐少许。

〔做法〕

1 将薤白洗净切碎。

2 粳米淘洗干净，倒入锅中，加适量水烧开，撇去浮沫，煮至粥稠时放入薤白碎粒和盐，略煮即成。

 专家箴言

　　薤白也叫野蒜、小根蒜，可通阳散结，理气宽胸，常用于心阳亏虚、寒凝气滞所致的胸痹疼痛、心痛彻背、脘痞不舒。现代研究证实，其有明确的抗血小板聚集作用，是防治血栓性心血管疾病的良药，尤宜秋冬季节因寒冷导致冠心病、心绞痛等心血管病发作者。

　　薤白多食令人发热，内热者不宜多吃。气虚者及孕妇慎服。

苁蓉羊肉粥

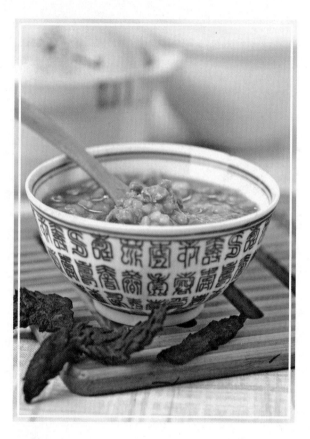

〔出处〕

《药性论》。

〔功效〕

养心健脾，益肾填精，用于阳虚所致畏寒肢冷、心悸失眠、神疲健忘、阳痿等。

〔材料〕

肉苁蓉15克，羊肉100克，粳米100克。

〔调料〕

盐、胡椒粉各少许。

〔做法〕

1 分别将肉苁蓉、羊肉洗净后切碎。

2 先用砂锅煎肉苁蓉，去渣留汤。汤中再放入羊肉、粳米同煮30分钟，至粥稠时加入盐和胡椒粉调味即成。

专家箴言

羊肉温中健脾，补肾壮阳，益气养血，常用于虚劳羸瘦、腰膝酸软、脾胃虚寒冷痛。《名医别录》说它"（治）虚劳寒冷，补中益气，安心止惊"。肉苁蓉是常用的壮阳药，可补肾助阳，益精养血，润肠通便，多用于肾阳及精血不足、阳痿早泄、腰痛肢软、肠燥便秘等。

二者共煮粥，可增强脾肾功能，开胃健食，促进精血生化，从而使心血得养、血运气旺。

阴虚火旺或实热火盛者不宜多吃。

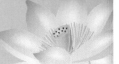

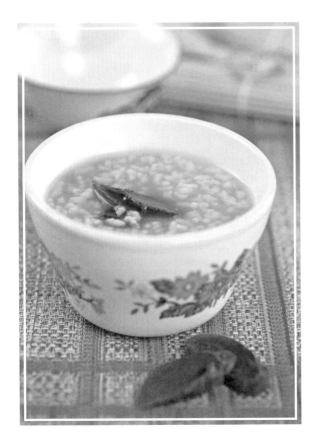

人参粥

〔出处〕

《食医心鉴》。

〔功效〕

补中益气，用于心气虚损所致心腹冷痛、惊悸怔忡、自汗、健忘等。

〔材料〕

蜜制人参15克，粳米100克。

〔做法〕

1 将蜜制人参切成小块；粳米淘洗干净。

2 砂锅中放入人参和适量水，小火煮20分钟，倒入粳米，继续煮30分钟至粥稠即成。

阴虚火旺及身体强壮实热者不宜用人参。人参忌用铁器。服粥期间忌食萝卜和茶。

专家箴言

人参可大补元气，固脱生津，安神益智，常用于心气虚损所致心腹冷痛、惊悸怔忡、自汗、健忘、头痛、失眠等，也常用于脾胃虚寒、食少倦怠、虚弱乏力、腹冷吐泻等虚损证。

现代研究证明，人参对于高血压、心肌营养不良、动脉硬化、心绞痛等都有一定的治疗作用，能减轻不适症状。且人参对神经系统有显著的兴奋作用，对治疗神经衰弱有良效。

葱白粥

〔出处〕

《圣济总录》。

〔功效〕

通阳散寒，温中止痛，用于心阳不振所致胸痹或伤寒感冒、恶寒头痛、腹痛泻痢。

〔材料〕

葱白60克，粳米100克。

〔调料〕

醋、盐各适量。

〔做法〕

1 将葱白洗净，切段。
2 粳米淘洗干净，放入锅中，加适量水煮至粥熟，加入葱白段、醋、盐，再煮沸即成，趁热食用。

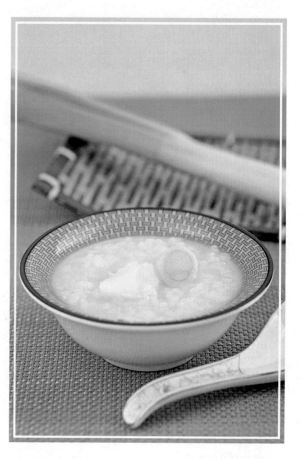

专家箴言

葱白味辛，性温，能通阳气而散阴寒，适合阴寒里盛、阳气不振所致心腹冷痛、头痛、寒性腹泻、伤寒感冒等。《神农本草经》说它"主伤寒寒热，出汗中风，面目肿"。《日华子本草》说它"（治）心腹痛，目眩及止心迷闷"。《用药心法》说它"通阳气，发散风邪"。

葱白忌与蜂蜜同食。表虚多汗者不宜多吃。

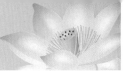
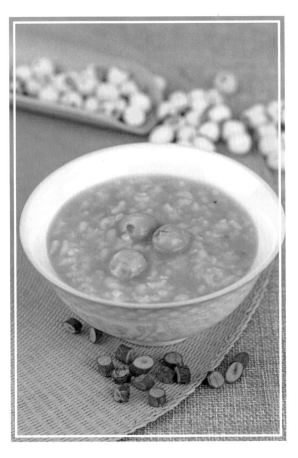

桂枝莲粉粥

[出处]

民间验方。

[功效]

补心通阳，健脾固精，用于心阳亏虚所致肢冷畏寒、自汗、心悸失眠等。

[材料]

桂枝10克，莲子15克，粳米100克。

[做法]

1 莲子研磨成粉（也可直接用莲子粉）；粳米淘洗干净。

2 锅中放入桂枝和适量水，煮20分钟，去渣留汤。

3 汤中倒入粳米，补足水，煮至粥半熟时，加入莲子粉，再继续煮至全熟即可。

专家箴言

　　桂枝为肉桂树的嫩枝，味辛、甘，性温，可发汗解肌，温通经脉，助阳化气，常用于风寒感冒、脘腹冷痛、血寒经闭、寒湿肢冷、水肿、胸痹心悸等。

　　莲子可养心益肾，补脾固气，常用于心悸失眠、脾虚久泻、遗精带下。《神农本草经》说它"主补中，养神，益气力"。

　　热证、出血证者及孕妇忌服。

桂姜人参粥

[出处]

民间验方。

[功效]

温通经脉，固脱生津，补益气血，用于心阳不振、心悸气短、神疲乏力、形寒肢冷、胸痹心痛。

[材料]

桂枝、干姜各6克，人参3克，大枣8枚，粳米60克。

[调料]

红糖适量。

[做法]

1 桂枝、干姜、人参加适量水煎汁，滤渣取汁。

2 煎汁中加入淘洗好的粳米和大枣，调入红糖，煮至粥熟枣烂。

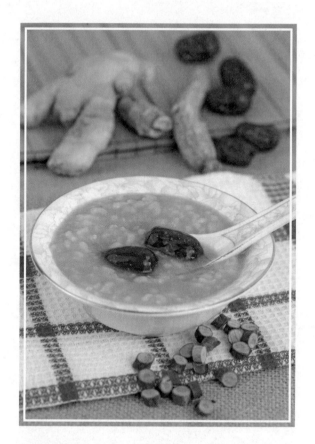

专家箴言

桂枝辛温，善通阳气，化阴寒，温通经脉，用于心阳不振或寒湿凝滞所致胸痹心痛、形寒肢冷。干姜辛热，可温中散寒，回阳通脉，常用于心腹冷痛、吐泻、肢冷脉微、风寒湿痹。人参可补气固脱，生津安神，能防治心气不足导致的心血管疾病。大枣补中益气，养血安神。红糖活血化瘀。以上材料合用，可补阳气，生气血，温经脉。

热证、出血证者及孕妇忌服。

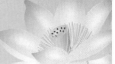

参苓粥

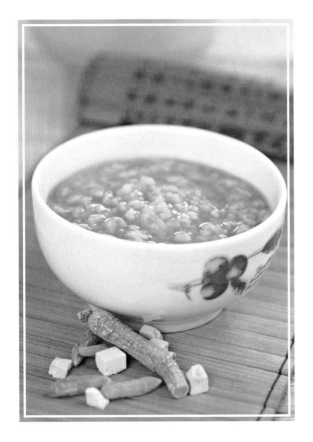

〔出处〕

民间验方。

〔功效〕

补心气，益脾胃，安精神，用于心气虚弱、倦怠乏力、脾虚食少、神经衰弱、失眠健忘。

〔材料〕

人参10克，茯苓粉30克，生姜2片，粳米100克。

〔做法〕

1 将人参和姜片放入砂锅，加足水，煎煮40分钟，拣出姜片和人参，留煎汁。

2 煎汁中倒入淘洗好的粳米，小火煮至粥将熟时，放入茯苓粉拌匀，继续煮至粥熟即可。

专家箴言

人参大补元气，复脉固脱，补脾益肺，生津安神，是疗补虚弱的常用材料，对心气亏虚、肢冷虚羸、惊悸失眠、心力衰竭、食少乏力等均有良效。人参也可用党参代替。

茯苓有利水渗湿、健脾和胃、宁心安神的功效，常用于水肿尿少、脾虚食少、便溏泄泻、心神不安、心悸失眠等。

有实证、热证者忌用人参。虚寒精滑或气虚下陷者忌用茯苓。

莲子山药大枣粥

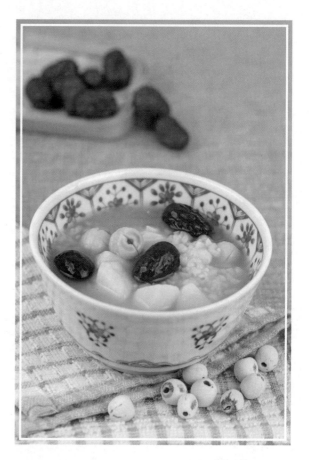

[出处]

民间验方。

[功效]

益气健脾，养心安神，用于心气虚弱所致体倦乏力、食少便溏、面色萎黄、失眠多梦、心神不宁。

[材料]

粳米、山药各100克，莲子、大枣各20克。

[做法]

1 将山药去皮，切块；大枣去核；粳米淘洗干净。

2 锅中放入莲子和适量水，煮40分钟，再放入粳米、山药和大枣，继续煮30分钟，至粥稠即可。

专家箴言

莲子是健脾胃、安心神的常用材料。《本草纲目》说它"交心肾，厚肠胃，固精气，强筋骨，补虚损，利耳目，除寒湿，止脾泄久痢，赤白浊，女人带下崩中诸血病"。山药健脾止泻，大枣养血安神，与莲子一起煮粥，可令人脾胃健运，气血充盈，心神安宁，尤宜心虚血亏、失眠难安者。

中满痞胀及便秘者不宜多吃。

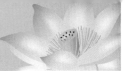

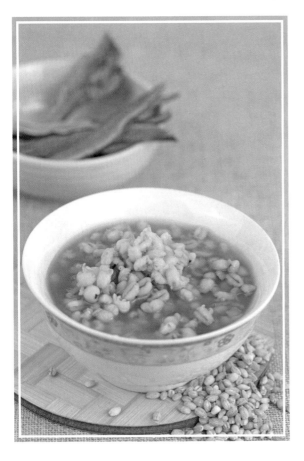

灵芝小麦粥

〔出处〕

民间验方。

〔功效〕

强心安神，除烦止汗，增强免疫力，用于心神失养、心虚多汗、烦热难安。

〔材料〕

灵芝15克，小麦100克。

〔调料〕

白糖适量。

〔做法〕

1 砂锅中放入灵芝和适量水，煮20分钟，去渣留汤。

2 汤中放入小麦，煮至粥成，加白糖调味即可。

专家箴言

　　灵芝可安养五脏、补气安神，常用于眩晕不眠、心悸气短等。现代研究证实，灵芝有抑制中枢神经的作用，能镇痛，镇静，抗惊厥，且有强心作用，可改善心肌缺血，还有降血压、抗血小板聚集及抗血栓等作用，是养护心血管、镇定心神的良药。

　　小麦可养心，益肾，除热，止渴，常用于脏躁、烦热、虚汗不止，更年期女性尤宜。

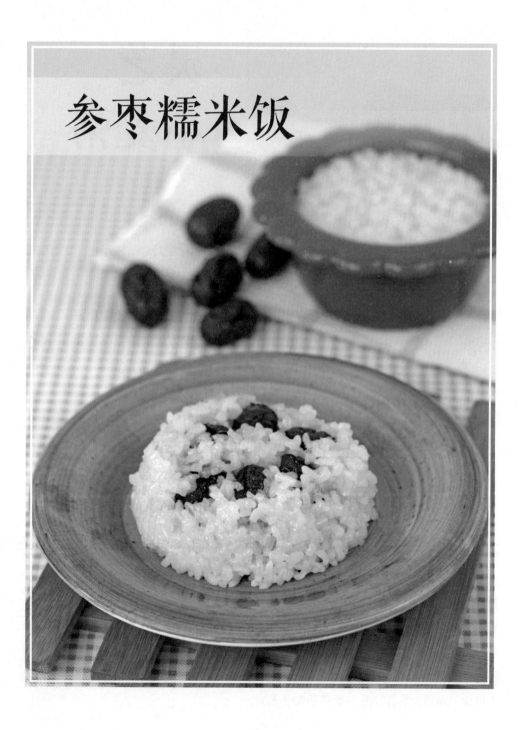

参枣糯米饭

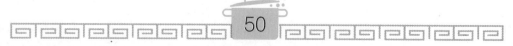

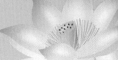
[出处]

《醒园录》。

[功效]

益气健脾，养心和胃，用于心脾亏虚所致贫血萎黄、食少体倦、心悸气短、水肿、便溏。

[材料]

党参15克，大枣30克，糯米100克。

[做法]

1 将党参煎取浓汁；糯米浸泡一夜。

2 取蒸碗，先码入大枣，再放入糯米，最后倒入党参煎汁，上蒸锅蒸熟即成。

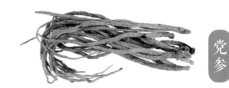

党参

党参也叫上党人参，可补中益气，健脾益肺，补血生津，常用于气血两亏、体倦无力、气短心悸、食少便溏、内热消渴等。

党参常被当作"补血剂"，用于慢性贫血、面色萎黄等。现代研究证实，党参对血细胞有一定的影响作用，能增加红细胞及血红蛋白，具有明确的补血作用。

党参的补益作用比人参温和，适用面更广。《本草正义》说它"其尤可贵者，则健脾运而不燥，滋胃阴而不湿，润肺而不犯寒凉，养血而不偏滋腻，鼓舞清阳，振动中气而无刚燥之弊"。日常食疗中常作为人参的替代品。

专家箴言

大枣益气，补血，安神。糯米补中益气，暖脾胃，止泄泻，《名医别录》说糯米"温中，令人多热，大便坚"。二者搭配党参一起煮饭作主食，可疗补脾胃虚弱、心血亏虚、心悸气短、虚寒泄泻、体虚自汗等症。

有实邪、气滞、便秘者不宜多吃。

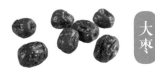

大枣

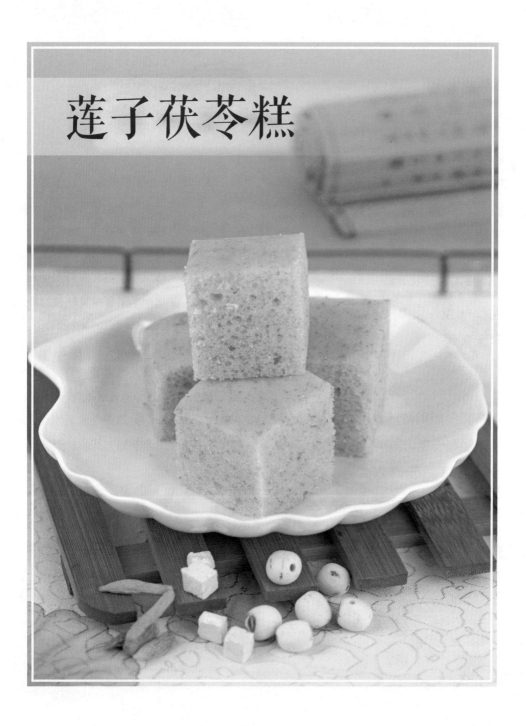

莲子茯苓糕

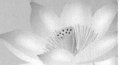

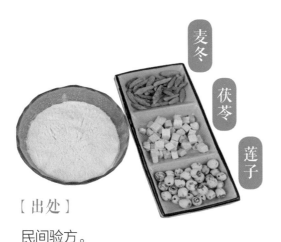

麦冬

茯苓

莲子

[出处]

民间验方。

[功效]

宁心养神，健脾益气，用于心气不足所致心悸怔忡、面色不华、气短体倦、食少便溏、多梦健忘、心神不宁。

[材料]

莲子、茯苓、麦冬各30克，面粉500克。

[调料]

白糖、小苏打各适量。

[做法]

1 将莲子、茯苓、麦冬研成粉，与白糖、面粉、小苏打混匀，用水合成软面团，饧发。

2 把饧好的面团整形，上蒸锅，大火蒸熟即成，切块食用。

专家箴言

莲子可补脾止泻，益肾涩精，养心安神，交通心肾，对心脾肾亏虚者有补益作用，尤宜脾虚久泻、心悸失眠者。

茯苓可除水湿，安心神，常用于心神不安、心悸、失眠等症。《神农本草经》说它"主胸胁逆气，忧恚惊邪恐悸，心下结痛，寒热烦满"。

麦冬也叫麦门冬，可养阴润肺，清心除烦，益胃生津。《神农本草经》说它"主心腹结气，伤中伤饱，胃络脉绝，羸瘦短气"。《用药心法》说它"补心气不足及治血妄行"。《本草汇言》说它"清心润肺之药也。主心气不足，惊悸怔忡，健忘恍惚，精神失守"。现代研究证实，麦冬有镇静、加强心肌收缩力、增加冠状动脉流量、抗心律失常、改善心肌缺血、缓解心肌梗死等作用。

莲子炖鸽

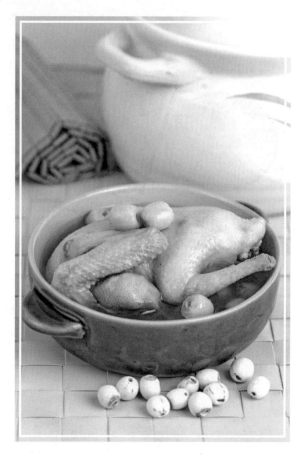

〔出处〕

民间验方。

〔功效〕

养心，益肾，健脾，用于心气不足所致气短无力、失眠健忘、心慌心悸、贫血体虚等。

〔材料〕

鸽子1只，莲子50克。

〔调料〕

料酒、葱段、姜片各20克，盐适量。

〔做法〕

1 将鸽子收拾干净，焯水。
2 将鸽子放入砂锅，加适量水，煮沸后撇去浮沫，放入莲子、葱段、姜片，倒入料酒，改小火煮2小时，加盐，继续煮5分钟即成。

专家箴言

鸽肉补精益气，为补虚养血佳品，常用于虚羸、消渴、妇女血虚闭经。《本经逢原》说它"久患虚羸者，食之有益"。《四川中药志》说它"治妇女干血劳，月经闭止，截疟，疗肠风下血"。

莲子健脾宁心，《食疗本草》说它"主五脏不足，伤中气绝，利益十二经脉血气"，与鸽肉合用，更能补益气血，宁心安神。

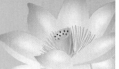

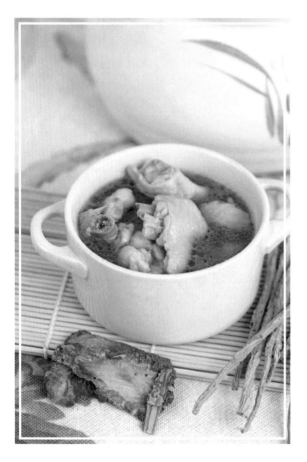

归参母鸡汤

〔出处〕

《乾坤生意》。

〔功效〕

益气补虚，养血益精，温中活血，用于气血两亏、贫血体虚、畏寒肢冷、食少乏力。

〔材料〕

母鸡500克，当归、党参各20克，葱段、姜片各15克。

〔调料〕

料酒20克，盐适量。

〔做法〕

1　将母鸡剁块，焯水后洗净。

2　鸡块放入砂锅，加适量水，煮沸后撇去浮沫，放入当归、党参、葱段、姜片，倒入料酒，改小火煮2小时，加盐，继续煮10分钟即成。

专家箴言

当归味甘、辛，性温，归心、肝、脾经，是补血要药。可补血活血，调经止痛，常用于血虚萎黄、眩晕心悸、月经不调、经闭痛经、虚寒腹痛等。党参擅长补气，多与当归合用，起到气血双补的作用。

鸡肉温中益气，养血生肌，填精生髓，是常用滋补品，添加当归、党参，可强化其补益气血的效果，尤宜气血两亏者补益。

参芪乌鸡汤

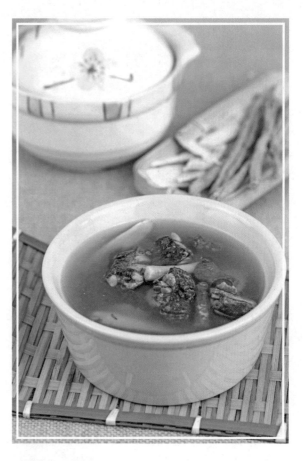

〔出处〕

民间验方。

〔功效〕

温补脾胃，益气养血，用于虚寒贫血、面色苍白、畏寒肢冷、气短乏力、食少便溏。

〔材料〕

乌鸡1只，党参、黄芪各30克。

〔调料〕

肉豆蔻、大料、盐各适量。

〔做法〕

1 将乌鸡剁块，焯水后洗净。

2 鸡块放入砂锅，加适量水，煮沸后撇去浮沫，放入党参、黄芪、肉豆蔻、大料，改小火煮2小时，加盐，继续煮10分钟即成。

专家箴言

　　乌鸡能养阴补血，疗虚劳羸弱。党参能补中益气，生津除烦，调和脾胃。黄芪可补气固脱，常用于内伤劳倦、脾虚泄泻、气虚血脱等一切气衰血虚之证。肉豆蔻能温中，下气，消食，固肠，是芳香健脾、消积止泻的良药。大料（八角茴香）能温阳理气，也是常用的调味品。诸料合用尤能温补气血。

　　实热火盛者不宜多吃。

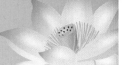

黄芪猪肝汤

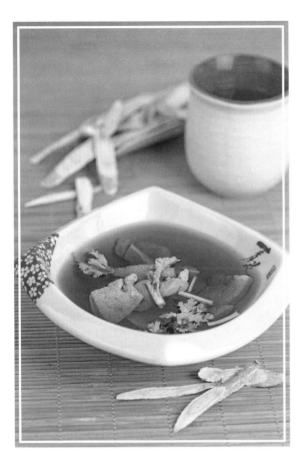

〔出处〕

民间验方。

〔功效〕

益气养血，用于气血两虚所致贫血、头晕、神疲乏力、少气懒言、面色苍白、心悸失眠、自汗等。

〔材料〕

猪肝150克，黄芪20克，香菜段适量。

〔调料〕

盐适量。

〔做法〕

1 将猪肝切片，焯水后洗净。

2 将黄芪加适量水，煎煮20分钟，去渣留汤。

3 汤中放入猪肝，煮沸后加盐调味，放香菜段即成。

专家箴言

　　猪肝有补肝、养血、明目的功效，适合心肝血虚、面色萎黄、眼目昏花者补益调养。黄芪是补中益气的良药，常用于中气不振、脾胃虚弱、气虚下陷。合用可温养脾胃，既能益气，又能养血，使人气血充足、心神得养，容光焕发，尤宜气血两虚、神疲乏力者补益。

　　有内热口舌生疮、便秘、口苦者不宜多吃。

豆腐猪血汤

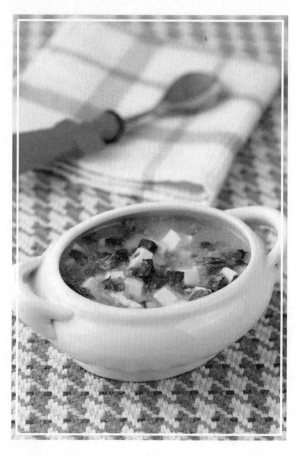

[出处]

民间验方。

[功效]

益气，养阴，生血，安神，用于气阴两虚所致贫血、面色苍白、乏力气短、头晕眼花、心悸失眠。

[材料]

豆腐250克，猪血100克，大枣5枚，香菜末适量。

[调料]

盐、鸡精各适量。

[做法]

1 将豆腐、猪血分别切成丁。

2 将大枣加水煎煮30分钟，留取汤汁，放入豆腐和猪血再煮5分钟，加盐、鸡精调味，撒上香菜末即成。

专家箴言

豆腐富含大豆蛋白，是益气和中、生津润燥、补益气血的营养品。猪血可"以血补血"，有良好的补血养心、止血、镇惊作用。现代研究证实，猪血还对肝脏、心肌和细胞膜具有保护作用。大枣可补脾健胃，养血安神。以上食材合用，可补气血两虚，改善贫血虚弱、心神失养、心悸失眠等症状。

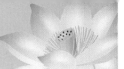

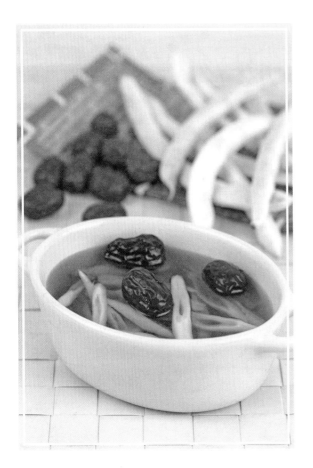

扁豆冰糖大枣汤

〔出处〕

民间验方。

〔功效〕

益气摄血，用于气虚血亏所致贫血、气短乏力、食少便溏、心悸不安、失眠多梦。

〔材料〕

扁豆100克，大枣20克。

〔调料〕

冰糖适量。

〔做法〕

1 将扁豆择洗干净，切段。

2 锅中放入大枣和适量水，煮20分钟，放入扁豆段和冰糖，再煮10分钟即成。

专家箴言

扁豆可健脾和中，常用于脾虚呕逆、食少久泄等。《药品化义》说它"味甘平而不甜，气清香而不窜，性温和而色微黄，与脾性最合。主治霍乱呕吐、肠鸣泄泻、炎天暑气、酒毒伤胃，为和中益气佳品"。大枣可补益心脾，养血生肌，安神除烦，尤宜贫血苍白、心烦失眠者。冰糖也有健脾和胃的功效。合用可健脾胃，养气血，安心神。

参归山药猪腰汤

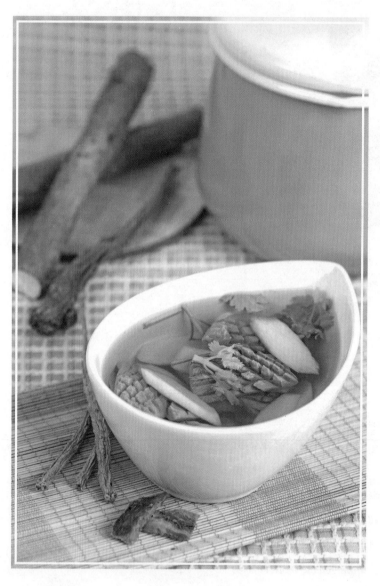

〔出处〕

《百一选方》。

〔功效〕

养血，益气，补虚，用于气血不足、贫血萎黄、心悸气短、失眠健忘、自汗、食少便溏、腰痛乏力等。

〔材料〕

猪腰150克，山药100克，当归、党参各15克，香菜段适量。

〔调料〕

盐适量。

[做法]

1 将猪腰去除骚腺，洗净，切花刀块，焯水备用；山药去皮，洗净，切片。

2 先将当归、党参加适量水，煎煮20分钟，去渣留汤。汤中放入山药片，煮10分钟，再放入腰花，煮沸后加盐调味，撒上香菜段即成。

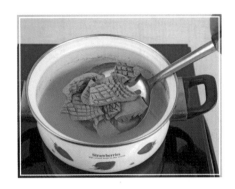

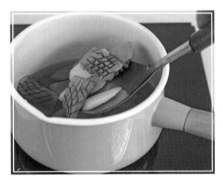

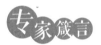 专家箴言

猪腰也叫猪肾，可补肾益阳，疗补肾虚腰痛、遗精、盗汗、自汗等。

当归可补血和血，调经止痛，润燥滑肠，常用于心肝血亏所致血虚头痛、眩晕、月经不调、经闭腹痛、崩漏等。《名医别录》说它"温中止痛，除客血内塞，中风痉、汗不出，湿痹、中恶客气、虚冷，补五脏，生肌肉"。《日华子本草》说它"治一切风，一切血，补一切劳，破恶血，养新血及主癥癖"。《本草纲目》说它"治头痛，心腹诸痛，润肠胃筋骨皮肤。治痈疽，排脓止痛，和血补血"。

党参可补中益气，有补血作用，常用于气血两亏、贫血萎黄、体倦无力、气短心悸、食少便溏。

山药补脾养胃，生津益肺，补肾涩精，常用于脾虚食少、泄泻便溏、体虚乏力等。《药性论》说它"补五劳七伤，去冷风，止腰痛，镇心神，补心气不足，患人体虚羸，加而用之"。《日华子本草》说它"助五脏，强筋骨，长志安神，主泄精健忘"。

以上材料合用，可补五脏不足，养气血，安心神，补虚羸，健体魄。

薤白三七鸡肉汤

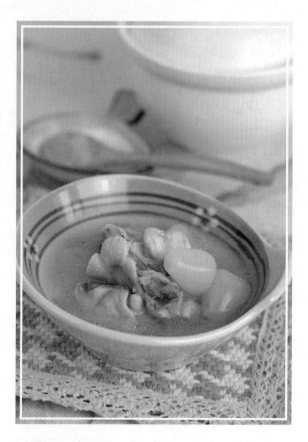

〔出处〕

民间验方。

〔功效〕

温补心阳，行气散结，用于心阳不振所致胸痹疼痛、形寒肢冷、倦怠乏力、心悸不宁。

〔材料〕

鸡250克，薤白50克，三七粉5克，陈皮、生姜各10克。

〔调料〕

盐适量。

〔做法〕

1 将鸡剁成小块，焯水；薤白择洗干净。

2 锅中放入鸡块，加适量水煮沸，先放入生姜、陈皮，小火煮30分钟，再放入三七粉和薤白，继续煮20分钟，加盐调味即成。

专家箴言

薤白可通阳散结，行气导滞，常用于胸痹心痛、胸脘痞闷。《本草纲目》说它"治少阴病厥逆泄痢，及胸痹刺痛，下气散血"。"温补助阳道"。三七也叫田七，可散瘀止血，消肿定痛，常用于胸腹刺痛及各类出血证。

此汤适合心阳虚衰所致动脉硬化、心绞痛、冠心病、心肌梗死、血栓等心血管疾病患者调养。

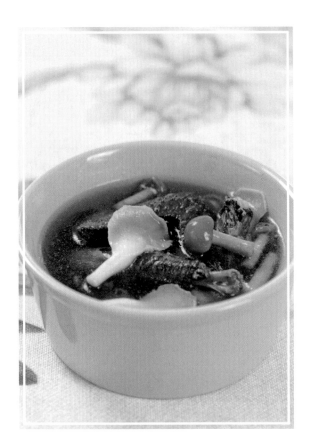

菌菇乌鸡汤

 专家箴言

乌鸡也叫乌骨鸡，其骨、肉俱黑，与普通鸡相比有更好的补肝肾、益气血作用，适合贫血虚弱者，尤宜女性补益。《本草纲目》说它"补虚劳羸弱，治消渴，中恶，益产妇，治女人崩中带下虚损诸病"。

蘑菇可健脾胃，理气血，壮筋骨。《本草纲目》说它"益肠胃，心疾，理气"。

此汤补益气血有良效，尤宜气血不足、痿弱乏力的女性保养。

〔出处〕

民间验方。

〔功效〕

健脾益气，养血补虚，用于贫血体虚、气短乏力、心悸头晕、筋骨痿弱、崩漏带下。

〔材料〕

乌鸡250克，滑子菇、白灵菇各100克，姜片20克。

〔调料〕

料酒、盐各适量。

〔做法〕

1 将乌鸡剁块，焯水；滑子菇、白灵菇择洗干净。

2 锅中放入乌鸡块，加适量水煮沸，放入姜片、料酒，小火煮30分钟，放入滑子菇、白灵菇，继续煮20分钟，加盐调味即成。

人参莲子汤

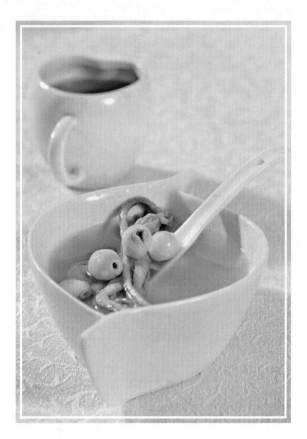

〔出处〕

《经验良方》。

〔功效〕

益气健脾，养心安神，用于心脾气虚所致神疲乏力、气短懒言、头晕眼花、心悸怔忡、失眠多汗、食少便溏。

〔材料〕

人参10克，去心莲子20克。

〔调料〕

冰糖30克。

〔做法〕

1　人参、莲子放在碗内，加适量水泡发后，加入冰糖。

2　将此碗放在蒸锅上，隔水蒸1小时，吃莲子喝汤。

专家箴言

　　人参可补元气，健脾胃，安心神。《神农本草经》说它"主补五脏，安精神，止惊悸，除邪气，明目，开心益智"。现代研究证实，它能增强心肌功能、调节中枢神经，是强心良药，对心阳虚衰所致心悸、失眠、健忘、大汗、心绞痛、心力衰竭等均有调养效果。

　　莲子可补脾止泻，养心安神，常用于脾虚久泻、心悸失眠、崩漏带下等。

　　有实证、热证、便秘者不宜多吃。

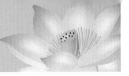

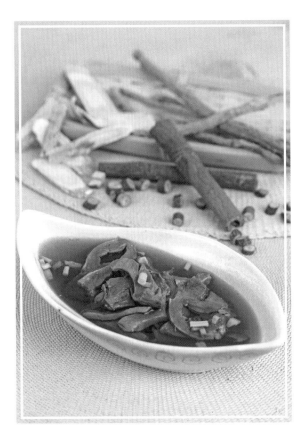

参桂猪心汤

[出处]

民间验方。

[功效]

补心安神，补中益气，助阳散寒，用于心阳亏虚所致心腹冷痛、气短神疲、形寒肢冷、头晕乏力、心悸胸闷。

[材料]

猪心1个，党参、黄芪各15克，当归12克，橘皮、甘草各10克，肉桂、桂枝各5克。

[调料]

葱、姜、盐各适量。

[做法]

将除猪心外的所有材料装入料包，封好口，与洗净、切片的猪心一起置于锅内，加适量水及调料，小火炖至猪心熟烂。

专家箴言

猪心养心血，安心神。党参、黄芪补中气，健脾胃。当归生血活血，化瘀止痛。肉桂、桂枝补火助阳，散寒止痛，活血通经。橘皮行气宽胸，理气化滞。甘草缓急止痛，调和诸药。

以上材料合用，可补益心阳，缓解寒凝气滞血瘀所致心腹冷痛、心悸胸闷、血寒经闭、神疲乏力、头痛眩晕等不适。

有实证、热证者不宜多吃。

参归补心汤

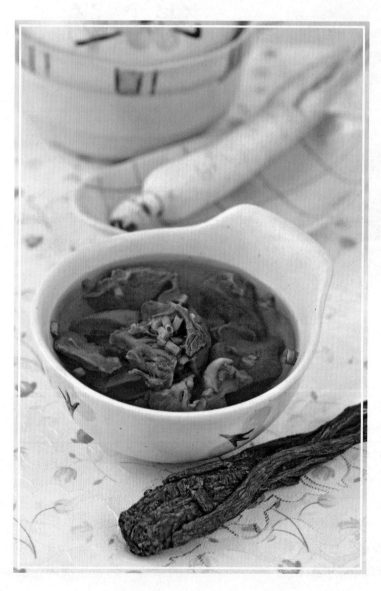

〔出处〕

《证治要诀》。

〔功效〕

补益气血，养心安神，用于心气虚弱所致心悸失眠、自汗、神疲气短、惊悸怔忡等。

〔材料〕

猪心150克，当归、人参各15克，香葱末少许。

〔调料〕

料酒15克，香油、盐、鸡精各适量。

[做法]

1 先将当归、人参一同放入锅中，加适量水煎煮，滤渣取汤。

2 猪心切片，焯水后放入锅中，倒入药汤、料酒，补足水，小火煮40分钟，加盐、鸡精调味。

3 煮好的汤和猪心盛入汤碗中，淋香油，撒上香葱末即成。

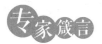

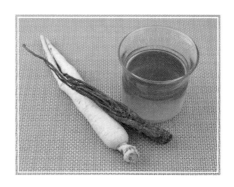

猪心养心安神又补血，常用于惊悸、怔忡、自汗、不眠。《名医别录》说它"主惊邪忧恚"。《备急千金要方·食治方》说它"主虚悸气逆，妇人产后中风，聚血气惊恐"。《本草图经》说它"主血不足，补虚劣"。现代研究证实，猪心有舒张血管、降低血压、强化心肌、抗心律失常、抗冠心病等作用。

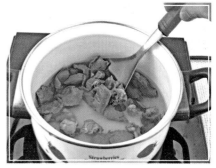

人参补中益气，生津养血；当归补血，活血，化瘀。二者与猪心搭配食用，可增强养血、安神的作用，并能调节中枢神经，提高脑功能，适合心气亏虚或气血瘀滞所致失眠健忘、惊悸怔忡、精神恍惚、自汗、神疲气

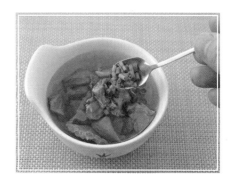

短者常食，晚间睡前服食更佳。

实热火盛、湿阻中满者不宜用人参。大便溏泄、经血量多者及孕妇不宜用当归。

扶中饮

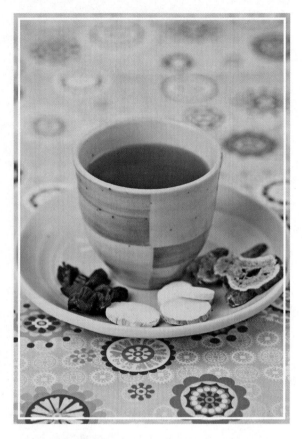

[出处]

《医学衷中参西录》。

[功效]

补益心脾，益气止泻，用于气血两虚、心脾肾俱虚所致羸弱久泻、贫血萎黄、神疲乏力、心悸气短。

[材料]

炒白术、山药、龙眼肉干各30克。

[做法]

将以上材料同煮成汤，去渣取汁，代茶不拘时温饮。每日1剂。

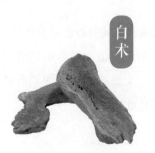

白术

专家箴言

白术是补气药，能补脾益胃，燥湿和中，对脾胃气弱、不思饮食、倦怠少气、虚胀、泄泻等症都有良效。山药能健脾补肺，固肾益精，改善脾虚泄泻、久痢等症。龙眼肉可补益心脾，养血安神，常用于气血不足、心悸怔忡、健忘失眠、血虚萎黄。

邪实气滞所致腹胀脘闷、嗳气、泛酸、大便不爽者不宜多饮。

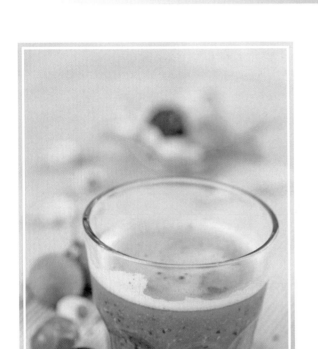

莲子红枣龙眼饮

〔出处〕

《本草纲目》。

〔功效〕

益气养血，补虚安神，用于气血不足、头晕乏力、贫血苍白、心悸失眠、气短多汗、食少便溏等。

〔材料〕

去心莲子30克，大枣10枚，龙眼肉50克。

〔做法〕

1 锅中放入去心莲子、大枣和龙眼肉，加适量水，小火煮30分钟即可。

2 也可将以上材料放入打汁机打成糊饮用。

　　莲子可养心安神，益肾补脾，固气涩肠，常用于夜寐多梦、食少便溏。《神农本草经》说它"主补中，养神，益气力"。大枣健脾，养血，安神，对贫血萎黄、心烦失眠等有调养作用。龙眼肉可益心脾，补气血，安心神。《滇南本草》说它"养血安神，长智敛汗，开胃益脾"。

　　心肝火盛、痰火湿滞、目赤口苦、便秘、尿黄者不宜多饮。

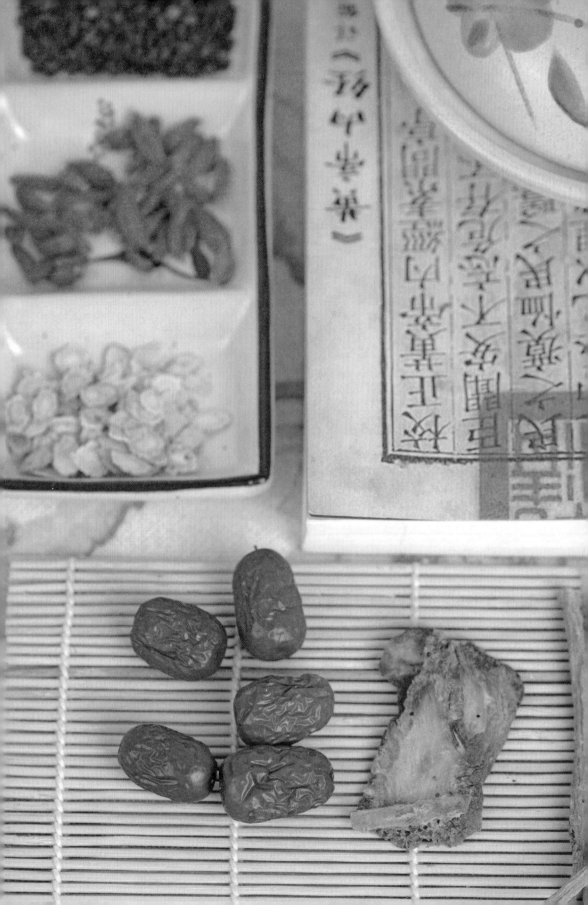

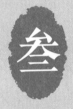

叁

养心血，滋心阴，

血运旺盛不虚热

用于失眠多梦、贫血萎黄、眩晕心悸、潮热盗汗等心阴血不足者。

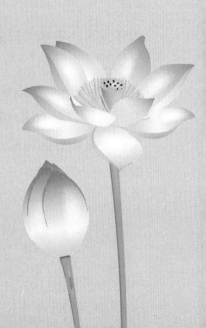

糯米阿胶粥

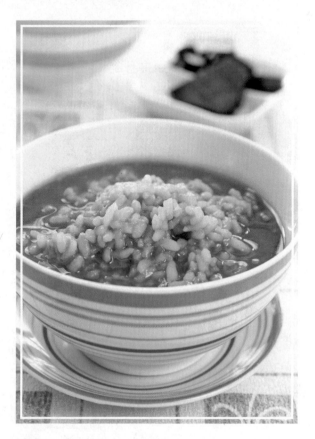

[出处]

《食医心鉴》。

[功效]

养血止血，滋阴润燥，用于阴血不足所致贫血苍白、眩晕心悸、失眠、月经不调。

[材料]

阿胶15克，糯米100克。

[做法]

1 将糯米淘洗干净，阿胶捣碎。

2 锅中放入糯米，加适量水，煮30分钟，至粥稠时放入阿胶，继续煮至阿胶溶化即成。

专家箴言

阿胶是补血止血、润燥滋阴的常用药，用于血虚萎黄、眩晕心悸、心烦不眠、虚劳失血、月经不调及各类出血证。现代研究证实，阿胶能提高红细胞和血红蛋白的增速，有强大的补血作用，疗效优于铁剂。

糯米味甘，性温，《本草纲目》说它"暖脾胃，止虚寒泄痢，缩小便，收自汗"。

阿胶性黏腻，糯米也较黏滞，难以消化，故脾胃虚弱、消化不良者慎服此粥。

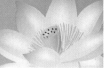

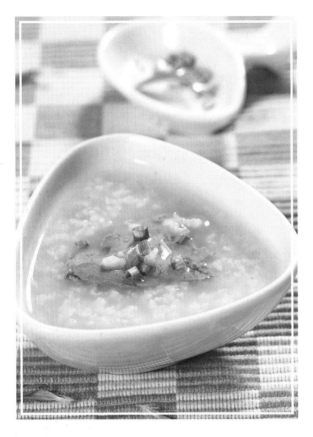

羊肝粥

[出处]

《本草纲目》。

[功效]

养血，补肝，明目，用于阴虚血亏所致的贫血、面色萎黄、羸瘦乏力以及眼目昏花等眼疾。

[材料]

羊肝70克，粳米100克，香葱末、盐各少许。

[做法]

1 将羊肝切片，焯水后洗净。

2 粳米淘洗干净，倒入锅中，加适量水，煮30分钟，至粥稠时放入羊肝，煮沸后加盐调味。

3 盛入碗中，撒上香葱末即成。

专家箴言

　　羊肝可补肝明目，养血益精，起到"以脏补脏，以形养形"的效果，常用于血虚所致贫血萎黄、虚劳羸瘦、目暗昏花及夜盲等眼疾。《现代实用中药》说它"适用于萎黄病，妇人产后贫血，肺结核，小儿衰弱及维生素A缺乏之眼病"。

　　羊肝与粳米一起煮粥，适合贫血萎黄者常食，尤宜血虚所致头目眩晕、目暗昏花、视力下降、眼睛干涩者。

乌贼鱼粥

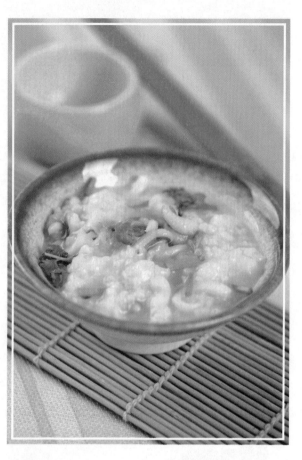

[出处]

民间验方。

[功效]

滋阴养血，补心通脉，用于血虚所致贫血、头晕、经闭、崩漏、带下，女性养血尤宜。

[材料]

乌贼鱼 100，粳米 100 克。

[调料]

香菜段、盐各适量。

[做法]

1 乌贼鱼切片，焯水后洗净。

2 粳米淘洗干净，倒入锅中，加适量水，煮 30 分钟，至粥稠时放入乌贼鱼，煮沸后加盐调味，撒香菜段即成。

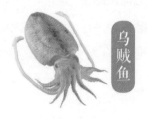
乌贼鱼

专家箴言

乌贼鱼也叫墨鱼、墨斗鱼，可养血滋阴，常用于女性血虚经闭、崩漏、带下。《名医别录》说它"益气强志"。《日华子本草》说它"通月经"。《医林纂要》说它"补心通脉，和血清肾，去热保精。作脍食，大能养血滋阴，明目去热"。《随息居饮食谱》说它"滋肝肾，补血脉，理奇经，愈崩淋，利胎产，调经带，疗疝瘕，最益妇人"。

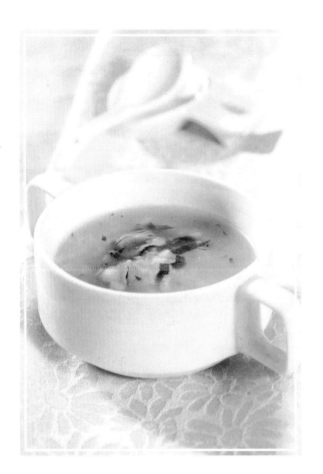

牡蛎粥

〔出处〕

《随息居饮食谱》。

〔功效〕

滋阴养血，宁心安神，用于阴血不足、心血亏虚、心悸怔忡、烦热失眠、心神不安、盗汗等。

〔材料〕

牡蛎肉50克，粳米100克。

〔调料〕

香葱末、盐各适量。

〔做法〕

1 将牡蛎肉焯水后洗净。

2 粳米淘洗干净，倒入锅中，加适量水，煮30分钟，至粥稠时放入牡蛎肉，煮沸后加盐调味，撒上香葱末即成。

牡蛎肉

专家箴言

　　牡蛎也叫海蛎子、生蚝、蚵仔、蛎黄，可滋阴养血，安神，常用于阴血亏虚所致烦热失眠、心神不安。《食经》说它"治夜不眠，志意不定"。《本草拾遗》说它"煮食，主虚损，妇人血气，调中，解丹毒"。《医林纂要》说它"清肺补心，滋阴养血"。

　　脾虚精滑及生癞疮者不宜食用。

当归粥

[出处]

民间验方。

[功效]

补血和血，调经止痛，用于阴血亏虚所致贫血萎黄、眩晕心悸、月经不调、经闭腹痛等。

[材料]

当归15克，粳米100克。

[调料]

红糖适量。

[做法]

1 将当归放入锅中，加适量水，小火煎煮30分钟，过滤去渣，取汁。

2 煎汁中倒入淘洗好的粳米，加入红糖，一起煮至粥成。

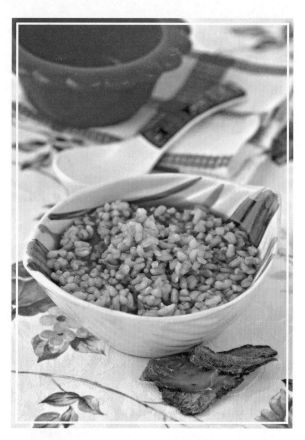

专家箴言

当归可补血活血，调经止痛，常用于血虚萎黄、眩晕心悸、月经不调。因擅长理血，又称为"血中圣药"。《本草正》中说"当归，其味甘而重，故专能补血，其气轻而辛，故又能行血，补中有动，行中有补，诚血中之气药，亦血中之圣药也。大约佐之以补则补，故能养营养血，补气生精，安五脏，强形体，益神志，凡有形虚损之病，无所不宜"。

湿阻中满、大便溏泄者及孕妇慎用当归。

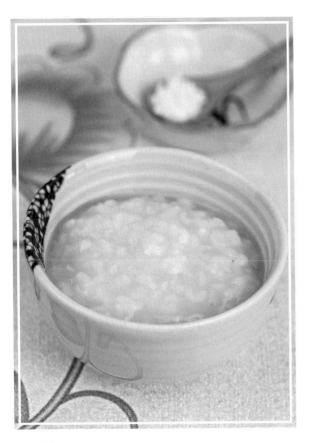

藕粉粥

〔出处〕

《饮食辨录》。

〔功效〕

补益心脾，用于心脾不足所致贫血虚弱、失眠多梦、心烦口渴、食少泄痢等。

〔材料〕

藕粉20克，粳米100克。

〔调料〕

白糖适量。

〔做法〕

1 粳米淘净干净，放入锅中，加适量水，大火煮开，改小火煮至粥稠。

2 加入藕粉煮匀，再加白糖拌匀即可。

专家箴言

藕粉是用藕加工制成的淀粉，可益血，止血，调中，开胃，常用于虚损贫血、泄痢食少，是滋补佳品，尤宜产后、病后、老年体弱者调养。《本草通玄》说它"安神，开胃"。《本草纲目拾遗》说它"调中开胃，补髓益血，通气分，清表热，常食安神生智慧，解暑生津，消食止泻"。"藕粉，大能和营卫生津……其功用更专益血止血也。凡一切症皆不忌，可服"。

猪血鸡蛋粥

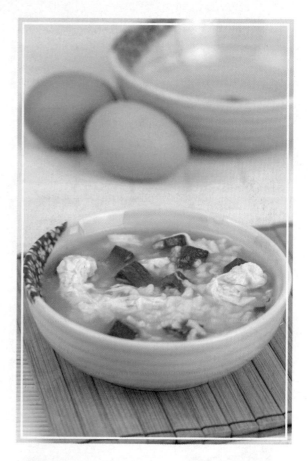

［出处］

《随息居饮食谱》。

［功效］

养血补心，活血通脉，用于心血亏虚、头风眩晕、心悸不宁、失眠多梦。

［材料］

猪血100克，粳米100克，鸡蛋1个。

［调料］

盐适量。

［做法］

1 猪血切丁；鸡蛋打成蛋液。

2 粳米淘洗干净，放入锅中，加适量水煮至粥稠，加入猪血略煮，倒入蛋液，煮沸后加盐调味即成。

专家箴言

猪血可补益心肝之血，并能健脾益胃，常用于血虚眩晕、贫血、心悸等，因其有养血散寒、活血通脉的效果，故也适合冠心病、心绞痛患者食用。《名医别录》说它"主奔豚暴气，中风头眩，淋沥"。

鸡蛋可滋阴润燥，养血息风，常用于咽痛目赤、口干舌燥、头目眩晕等，也是增强营养、改善血虚贫血的好材料。

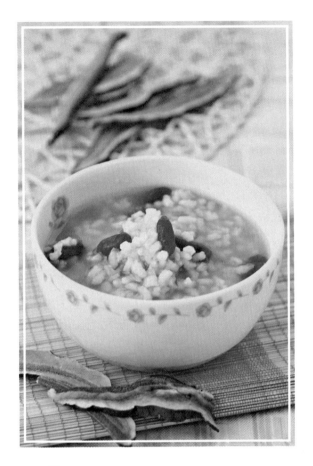

灵芝枸杞粥

[出处]

民间验方。

[功效]

补益气血，养心补肺，用于心肺亏虚、心神失养、失眠多梦、体倦神疲。

[材料]

灵芝15克，枸杞子5克，粳米100克。

[调料]

白糖适量。

[做法]

1 将灵芝放入锅内，加适量水煎煮30分钟，去渣留汤。

2 汤中放入粳米，煮20分钟，再放入枸杞子和白糖，煮10分钟即成。

专家箴言

灵芝可补气安神、止咳平喘，是用途广泛的滋补强壮品。因其能补心血，益心气，安心神，故常用于气血不足、心神失养所致的心神不宁、失眠、惊悸、多梦、健忘、体倦神疲、食少等症。《药性论》说它"保神益寿"。枸杞子可滋补肝肾，益精明目，常用于虚劳精亏、眩晕耳鸣、血虚萎黄等。

有实证者不宜多吃。

蜜汁糯米枣

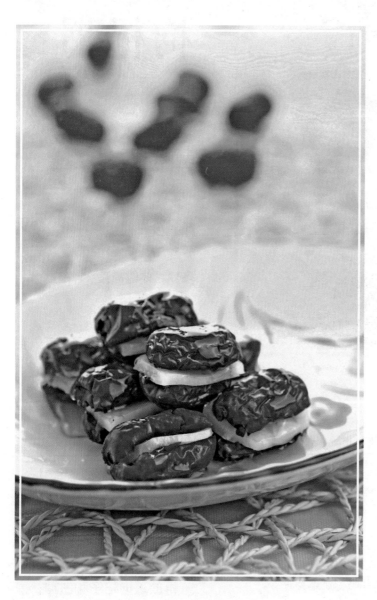

【出处】

民间验方。

【功效】

补气养血，安养心神，愉悦心情，用于气血亏虚、心脾失养、疲倦乏力、心烦失眠、贫血萎黄、食少消瘦等。

【材料】

大枣100克，年糕坨150克。

【调料】

蜂蜜适量。

［做法］

1 将大枣对半切开，去除枣核。

2 年糕坨切成小片，夹在大枣中间，码放在盘中。

3 整盘上蒸锅，大火蒸制30分钟，取出后浇上蜂蜜即可。

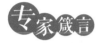

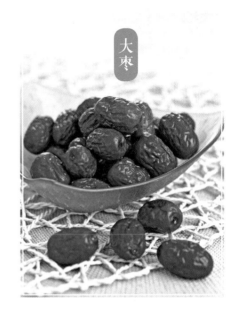

大枣

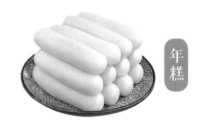

年糕

　　大枣也叫红枣，可补中益气，养血安神，是传统的补血、健心脾滋养品，也是治疗心失充养、心神无主而脏躁的要药。常用于情志不调、妇人脏躁所致的自悲自哭自笑、烦闷失眠以及气血亏虚、贫血萎黄、心悸失眠、盗汗、脾虚食少、消瘦乏力、大便溏泄等。

　　《本草汇言》说大枣"甘润膏凝，善补阴阳、气血、津液、脉络、筋俞、骨髓，一切虚损，无不宜之。如龙谭方治惊悸怔忡，健忘恍惚，志意昏迷，精神不守，或中气不和，饮食无味，百体懒重，肌肉瘦，此属心、脾二脏元神亏损之证，必用大枣治之"。

　　年糕是用黏性大的糯米或米粉蒸成的糕。糯米有补中益气、健脾止泻的作用。《名医别录》说它"温中，令人多

热，大便坚"。《本草纲目》说它"暖脾胃，止虚寒泄痢，缩小便，收自汗，发痘疮"。

　　年糕常与大枣搭配，可增强其暖脾胃、益气血的作用。但这道点心热量很高，且比较黏滞，难以消化，故一次不宜吃太多。痰湿肥胖、积滞便秘者不宜多吃。

黄花炒鸡蛋

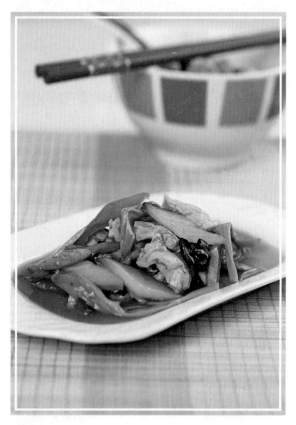

〔出处〕

民间验方。

〔功效〕

滋阴养血，润燥除烦，用于血虚所致心胸烦闷、虚热烦渴、心悸失眠、头晕耳鸣。

〔材料〕

水发黄花、黄瓜各100克，鸡蛋2个，木耳少许。

〔调料〕

酱油10克，盐、葱花各少许。

〔做法〕

1 将水发黄花、木耳择洗干净；黄瓜切片；鸡蛋打成蛋液，入油锅炒熟备用。

2 锅中倒油烧热，下葱花炝锅，先放黄花、木耳翻炒，再倒黄瓜片和鸡蛋略炒，加酱油、盐炒匀出锅。

专家箴言

黄花菜也叫金针菜、萱草花、忘忧草，可养血平肝，宽胸除烦，利尿消肿，常用于头晕耳鸣、心悸失眠、胸膈烦热、咽痛、水肿、小便赤涩、痔疮便血等。《本草图经》说它"安五脏，利心志，明目。作菹利胸膈"。《滇南本草》说它"治妇人虚烧血干"。

黄花菜搭配滋阴润燥、养血补虚的鸡蛋，尤宜阴虚体热、胸闷心烦者调养。

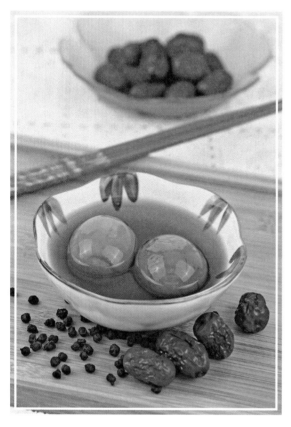

枣味茶蛋

[出处]

民间验方。

[功效]

养血宁神，用于阴虚血亏、虚烦多汗、心悸失眠、消瘦乏力。

[材料]

大枣、五味子各10克，鸡蛋2个。

[调料]

酱油、盐各适量。

[做法]

1 大枣洗净，切片；五味子打碎。

2 将鸡蛋放入锅中，加适量水，先煮熟，剥去蛋壳，再加入大枣、五味子、酱油和盐，小火煮30分钟。

3 每日睡前半小时吃1个鸡蛋。食用前，鸡蛋可一直浸泡在汤汁中。

专家箴言

鸡蛋可滋阴润燥，养血补虚，常用于热病烦闷、目赤咽痛、贫血萎黄、营养不良。《日华子本草》说它"镇心，安五脏，止惊"。《本草便读》说它"入心肺，宁神定魄；和合熟食，亦能补益脾胃；生冲服之，可以养心营，可以退虚热"。

五味子可收敛固涩，益气生津，补肾宁心。大枣健脾养胃，补血安神。与鸡蛋合用，尤宜心神失养、虚烦不眠、心悸多汗者。

内有痰湿、实热、积滞者不宜多吃。

油菜
红糖汤

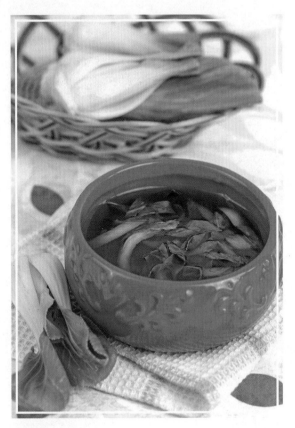

〔出处〕

民间验方。

〔功效〕

益气养血，用于气血不足或血瘀所致面色苍白、乏力少气、头晕心悸，产妇尤宜。

〔材料〕

油菜150克。

〔调料〕

红糖25克。

〔做法〕

1 将油菜择洗干净，去根，切成小段。

2 油菜放入锅中，加入红糖，加适量水，小火煮熟。

专家箴言

　　油菜也叫芸薹菜、青菜，可散血消肿。《本草拾遗》说它"破血，产妇煮食之"。《日华子本草》说它"治产后血风及瘀血"。

　　红糖也叫赤砂糖，可补中缓肝，活血和瘀，常用于虚寒腹痛、痛经、产后恶露不行。《食疗本草》说它"主心热口干"。《本经逢原》说它"治产妇败血冲心"。《随息居饮食谱》说它"暖胃缓肝，散寒活血，舒筋止痛。是人产后，用于行瘀"。

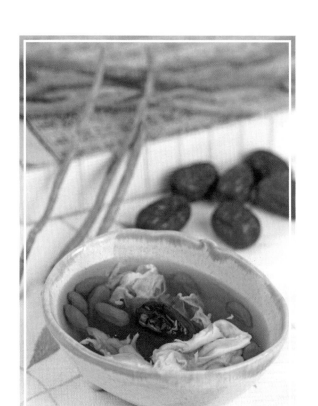

参枣枸杞蛋汤

[出处]

民间验方。

[功效]

益气摄血，养血滋阴，用于气虚兼有阴血不足所致虚烦失眠、心悸、乏力等。

[材料]

党参、枸杞子各15克，大枣5枚，鸡蛋2个。

[做法]

1 将鸡蛋打成蛋液备用。

2 锅中放入党参、枸杞子、大枣，加适量水，煎煮20分钟。

3 倒入蛋液，再煮片刻即可。

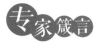

专家箴言

　　党参是补气良药。枸杞子则擅长补益肝肾之阴，有养血益精的作用。鸡蛋可滋阴润燥，养血补虚。大枣健脾养胃，养血生肌。

　　几种材料合用，可增强养五脏、补气血的效果，令人血运旺盛，心神安宁，尤宜贫血、营养不良、虚烦失眠、心悸、食少乏力等虚弱证者食用。

　　气滞腹胀、湿盛中满者不宜多吃。

玉竹猪心汤

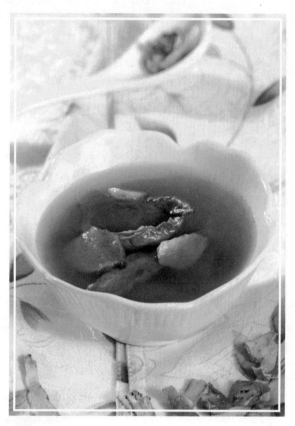

〔出处〕

民间验方。

〔功效〕

养阴津，宁心神，用于心阴不足所致心悸心烦、失眠多梦、健忘、风湿性心脏病。

〔材料〕

玉竹15克，猪心150克。

〔调料〕

料酒、姜粉、盐各适量。

〔做法〕

1 将猪心切片，焯水后洗净。
2 锅中放入猪心片和玉竹，加适量水烧开，放入料酒、姜粉，小火煮30分钟，加盐调味即可。

专家箴言

玉竹可养阴润燥，生津除烦，常用于热病阴伤、内热消渴。《本草纲目拾遗》说它"主聪明，调血气，令人强壮"。《日华子本草》说它"除烦闷，止渴，润心肺，补五劳七伤，虚损"。猪心可养心安神，镇惊，常用于惊悸怔忡、自汗、不眠、恍惚。《本草图经》说它"主血不足，补虚劣"。

二者合用，可调理心阴虚诸症及冠心病、心律不齐等。痰湿气滞者忌服。

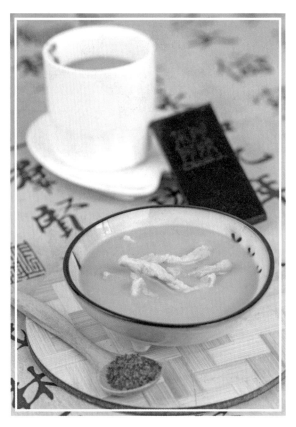

瘦肉
阿胶汤

〔出处〕

民间验方。

〔功效〕

补血养血，用于心阴血亏虚
所致贫血苍白、头晕心悸、
失眠心烦。

〔材料〕

猪瘦肉150克，阿胶粉20克。

〔调料〕

料酒、淀粉各15克，盐适量。

〔做法〕

1 将猪瘦肉洗净，切成丝，
用料酒、淀粉抓匀上浆。

2 锅中倒入适量水烧开，放
入阿胶粉，煮至溶化，倒
入肉丝滑散，略煮，加盐
调味即可。

专家箴言

　　猪肉可补肾滋阴，养血润燥，常用于贫
血消瘦、血燥津枯、营养不良、虚弱乏力。
《本经逢原》说它"精者补肝益血"。

　　阿胶也叫驴皮胶，是补血滋阴、润燥、
止血的良药，常用于血虚萎黄、眩晕心悸、
肌痿无力、心烦不眠等。《本草纲目》说它
疗"女人血痛、血枯、经水不调，无子，崩
中，带下，胎前产后诸疾"。

　　猪肉较滋腻，阿胶较黏滞，故肥胖及湿
热、痰滞内蕴、脾胃虚弱者慎服。

灵芝冰糖河蚌汤

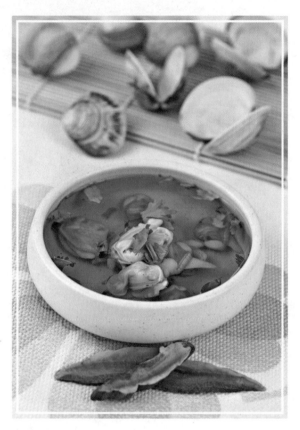

〔出处〕

民间验方。

〔功效〕

滋阴养血，用于阴血亏虚、面色无华、心悸头晕，尤宜白细胞减少者。

〔材料〕

灵芝15克，河蚌250克。

〔调料〕

冰糖20克，香菜末少许。

〔做法〕

1 将河蚌放入开水锅中，煮至壳开，取出蚌肉洗净。

2 锅中先放入灵芝，加适量水，煮20分钟，滤渣留汤，再放入河蚌肉和冰糖，继续煮5分钟，撒上香菜末即可。

专家箴言

灵芝可补气安神，健脑镇静，适用于眩晕不眠、心悸气短、神经衰弱、冠心病等。《本草蒙筌》说它"善养心神。增智慧不忘，开胸膈除结"。《滇南本草》说它"治胸中有积，补中，强智慧。服之轻身"。

河蚌肉也叫蛤蜊，可清热滋阴，善治烦热、消渴、血崩、带下、目赤等症。《随息居饮食谱》说它"清热滋阴，养肝凉血，熄风解酒，明目定狂"。

银莲菜汤

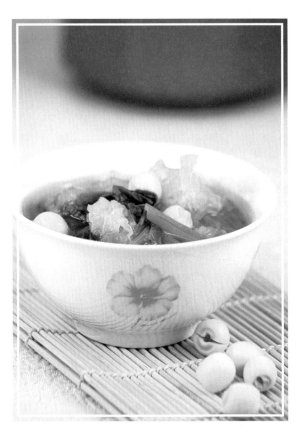

专家箴言

　　莲子可补脾止泻，养心安神，适合脾虚久泻、心悸失眠者。银耳滋阴润燥，益气生津，尤宜气阴两虚、津干血枯、虚热烦渴者滋补，也适合病后体虚、久咳痰血、崩漏、大便秘结、高血压病、血管硬化者。菠菜养血止血，敛阴润燥，可用于高血压、眩晕头痛、风火赤眼、便秘等。

　　三者合用可增强滋阴养血的功效。湿盛中满者不宜多吃。

〔出处〕

民间验方。

〔功效〕

滋阴养血，安神除烦，用于阴虚血亏、心烦气躁、失眠心悸、贫血乏力、食欲不振。

〔材料〕

去心莲子15克，水发银耳50克，菠菜100克。

〔调料〕

盐、鸡精各适量。

〔做法〕

1 去心莲子放锅中，加适量水，煮1小时。

2 放入银耳，继续煮30分钟，再放入焯烫后切段的菠菜，煮沸时加鸡精、盐调味即可。

肝枣补血汤

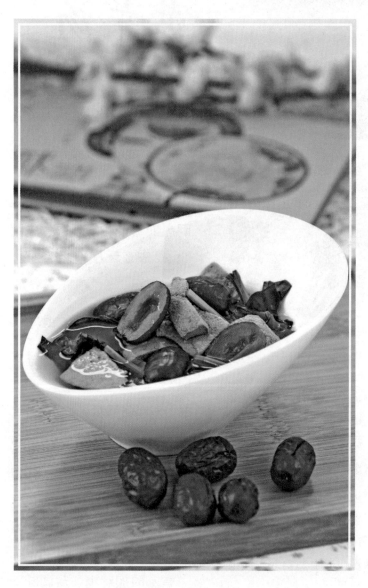

[出处]

民间验方。

[功效]

滋阴润燥，养血安神，用于血虚或血瘀所致贫血萎黄、心神不宁、烦躁失眠、心悸、目暗、倦怠乏力、精神萎靡。

[材料]

猪肝50克，去核大枣20克，菠菜150克，水发黑木耳50克。

[调料]

盐、鸡精各适量。

[做法]

1 猪肝洗净，切成片，焯水备用；菠菜择洗干净，切成段，焯烫一下。

2 把去核大枣和水发黑木耳放入锅中，加适量水，煮20分钟。

3 放入猪肝、菠菜，再煮沸时，加盐、鸡精调味即可。

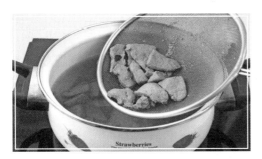

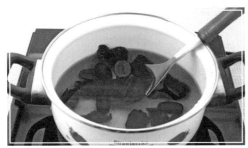

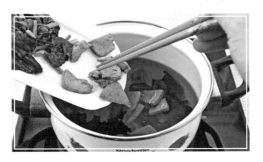

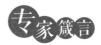

专家箴言

　　猪肝补肝，养血，明目，可用于血虚萎黄、心烦口渴、惊悸不宁。

　　大枣补中益气，养血安神，常用于血虚贫血、消瘦乏力、食少便溏、妇人脏躁、心悸怔忡、心烦失眠等。《神农本草经》说它"主心腹邪气，安中养脾，助十二经。平胃气，通九窍，补少气、少津液，身中不足，大惊，四肢重，和百药"。

　　菠菜可清肝火，养血止血，下气润燥，尤宜阴虚血燥、津干便秘者食用，并有一定的补血作用。《本草纲目》说它"通血脉，开胸膈，下气调中，止渴润燥"。《陆川本草》说它"入血分。生血、活血、止血、去瘀。"

　　黑木耳活血化瘀，润燥利肠，降血脂，抗血栓。《随息居饮食谱》说它"补气耐饥，活血"。

　　以上材料合用，既能养肝补血，又能滋阴清热、活血化瘀，是全面调养血脉的理想食疗品，血虚及血瘀所致心神不安者皆宜食用。也适合产后有血虚、瘀滞、体虚乏力、心烦燥热的产妇调养。

龙枣甲鱼汤

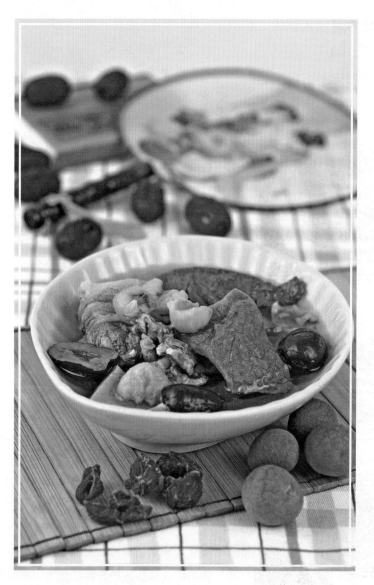

〔出处〕
民间验方。

〔功效〕
养阴血，补心脾，安心神，扶正祛邪，用于忧思过度、劳伤心脾、阴血亏虚、心悸失眠、精神萎靡、体虚多汗等。

〔材料〕
龙眼肉、去核大枣各30克，甲鱼150克。

〔调料〕
料酒、盐各适量。

[做法]

1 将甲鱼宰杀后，去除外膜和内脏。取甲鱼肉和鳖甲部分，清洗干净，放入开水锅中焯烫一下，剁成大块，备用。

2 把甲鱼和龙眼肉、大枣一同入锅，加足水分，烧开后撇去浮沫，加料酒，煮2小时，加盐调味即成。

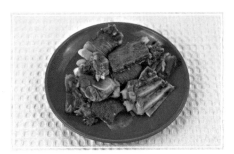

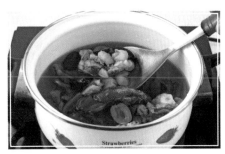

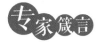

龙眼肉补益心脾，养血安神，可用于气血不足、心悸怔忡、健忘失眠、血虚萎黄。《得配本草》说它"益脾胃，葆心血，润五脏，治怔忡。"大枣补中益气，养血安神，是女性补益气血、宁心助眠的天然良药。

二者与大补阴血的甲鱼同用，适合思虑过度、心脾亏虚、气阴不足所致心悸气短、烦燥失眠、心神不宁、日渐消瘦、体倦乏力、精神萎靡、自汗、盗汗者。病后体虚、女性更年期、产后虚弱者也宜食用。

湿盛中满、内有痰火及湿滞停饮者忌服。孕妇不宜吃甲鱼。

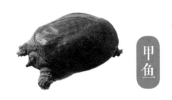

甲鱼

甲鱼也叫团鱼，可大补阴血，滋阴潜阳，软坚散结，退热除蒸，常用于阴虚发热、劳热骨蒸、血虚经闭等，是滋补阴血亏虚的常用材料。《药性论》说它"主宿食、癥块、痃癖气、冷瘕、劳瘦，下气，除骨热，骨节间劳热，结实壅塞。治妇人漏下五色羸瘦者"。《本草汇言》说它为"除阴虚热疟，解劳热骨蒸之药也"。

山药蛋黄羹

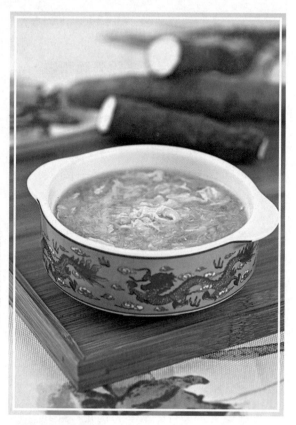

〔出处〕

民间验方。

〔功效〕

益气健脾，滋阴补血，养心安神，用于气阴两虚所致萎黄乏力、头晕目眩、失眠健忘、失眠多梦、多汗。

〔材料〕

鲜山药100克，鸡蛋黄2个。

〔调料〕

盐适量。

〔做法〕

1 将鲜山药蒸熟，去皮后捣成山药泥；鸡蛋黄搅打匀备用。

2 锅中放入山药泥，加水烧开，倒入鸡蛋黄滑散，再煮沸时加盐调味即可。

专家箴言

山药气阴双补，既能健脾益气，又能生津养阴。《名医别录》说它"治虚劳羸瘦，充五脏，除烦热，强阴"。《药性论》说它"补五劳七伤，去冷风，止腰痛，镇心神，补心气不足，患人体虚羸，加而用之"。

鸡蛋黄滋阴润燥，养血息风，用于心烦不眠、热病、虚劳等。《本草纲目》说它"气味俱厚，故能补形，昔人谓其与阿胶同功，正此意也"。

有实邪、积滞、便秘者不宜多吃。

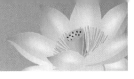
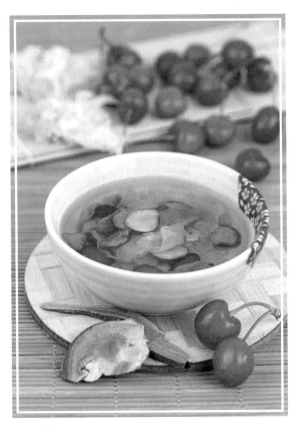

灵芝樱桃银耳羹

专家箴言

　　樱桃有益气补血之功，常食可疗贫血，令人面色红润。《名医别录》说它"主调中，益脾气"。《滇南本草》说它"治一切虚症，能大补元气，滋润皮肤"。

　　灵芝可补气强心，镇静安神，常用于眩晕头痛、心悸失眠、气短乏力、神疲健忘。

　　银耳滋阴润燥，益气生津，常用于阴虚烦热口渴、便秘、高血压、血管硬化等。

　　有实证及湿热内蕴者慎服。

[出处]

民间验方。

[功效]

补肝肾，益气血，养心神，用于气阴两虚、贫血萎黄、心神失养、失眠多梦、神疲乏力。

[材料]

灵芝10克，水发银耳50克，鲜樱桃20粒。

[调料]

冰糖适量。

[做法]

1 将灵芝放入锅内，加水煎煮30分钟，去渣留汤。

2 汤中先放银耳，小火煮30分钟，再入去核的樱桃和冰糖，煮5分钟即成。

百合
银耳羹

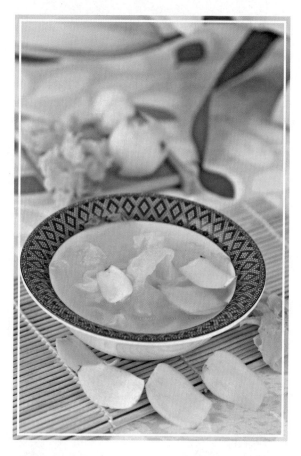

〔出处〕

民间验方。

〔功效〕

滋阴润燥，安神除烦，用于
心肺阴虚内热所致神志恍
惚、烦渴失眠、干咳咳血。

〔材料〕

鲜百合30克，水发银耳50克。

〔调料〕

冰糖15克。

〔做法〕

1 银耳择洗干净，放入砂锅，
  加适量水，小火煮40分
  钟。

2 放入择洗干净的百合、冰
  糖，继续煮15分钟即成。

专家箴言

百合味甘，性寒，归心、肺经。可养阴
润肺，清心安神，常用于阴虚久咳、痰中带
血、虚烦惊悸、失眠多梦、精神恍惚。

银耳能滋阴清热，润肺止咳，养胃生
津，益气和血，补肾强心，健脑提神。常用
于虚劳咳嗽、痰中带血、虚热口渴、大便秘
结、妇女崩漏、神经衰弱、心悸失眠。

脾虚有湿、痰多者不宜多吃。

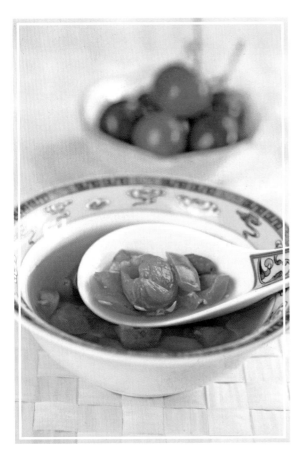

樱桃龙眼羹

〖专家箴言〗

　　樱桃是养肝补血的天然食品。龙眼肉可补益心脾，养血安神，适合气血不足、心悸怔忡、健忘失眠、血虚萎黄者调养。枸杞子滋补肝肾，益精明目，常用于虚劳精亏、眩晕耳鸣、内热消渴、血虚萎黄、目昏不明。

　　此方能润养五脏，益气补血，使人面色红润、精力充足、心神愉悦、睡眠安稳。

　　外邪实热、湿盛中满、内有痰火者及孕妇不宜多吃。

〔出处〕

民间验方。

〔功效〕

补血安神，用于气血亏虚、忧思烦闷、失眠惊悸、食少萎靡、体倦无力、面容憔悴。

〔材料〕

龙眼肉10克，樱桃70克，枸杞子5克。

〔调料〕

白糖适量。

〔做法〕

1 将樱桃洗净，取肉，切丁。

2 锅中放入龙眼肉、枸杞子，加适量水烧开，改小火煮20分钟后，放入樱桃丁和白糖，续煮5分钟即可。

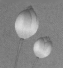
百合生地黄羹

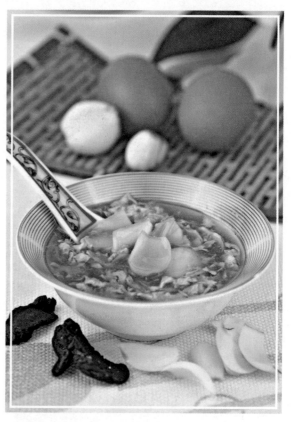

〔出处〕

《金匮要略》。

〔功效〕

滋阴清热，用于百合病、神经衰弱、癔症等。

〔材料〕

鲜百合20克，生地黄10克，鸡蛋1个。

〔调料〕

淀粉、蜂蜜各适量。

〔做法〕

1 百合择洗干净；鸡蛋打匀。

2 生地黄放入锅中，加适量水，煮30分钟，滤渣留汤。

3 汤中放入百合煮10分钟，加淀粉勾匀芡汁，倒入鸡蛋液搅匀，再煮沸时盛出，加蜂蜜调味即成。

专家箴言

鸡蛋养阴润燥，养血除烦。生地黄可清热凉血，养阴生津，常用于热病烦渴、阴虚内热、骨蒸劳热等。百合是清心安神的良药，用于阴虚内热、虚烦不眠、神志恍惚、胡言乱语时，常与生地黄合用。

此羹适合郁久化火、耗伤阴液、心肺阴虚、虚火内扰所致的百合病、心神不定、精神恍惚、神经衰弱、精神分裂、癔症者。

风寒痰嗽、便溏者不宜多吃。

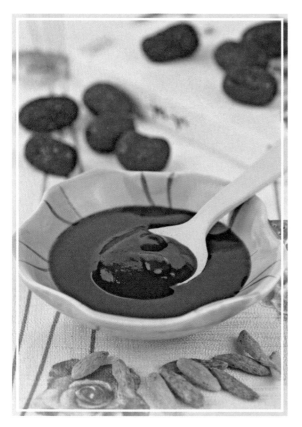

麦冬枣泥膏

〔出处〕

《太平圣惠方》。

〔功效〕

清心除烦，用于虚热烦渴、心神不安、失眠多梦、口干舌燥、干咳少痰。

〔材料〕

麦冬60克，大枣250克。

〔调料〕

蜂蜜适量。

〔做法〕

1 将麦冬、大枣一同加水煎煮30分钟，过滤留汤。

2 拣出煮熟的大枣，去皮、核，取枣肉捣烂成泥，放入汤中，加蜂蜜熬煮至浓稠成膏，趁热装瓶，密封保存。

3 每次取1匙含服，每日2次。

专家箴言

麦冬也叫麦门冬，可养阴生津，润肺清心，常用于津伤口渴、虚劳燥咳、心烦失眠、内热消渴等。《名医别录》说它"强阴益精，消谷调中，保神，定肺气，安五脏，令人肥健"。《日华子本草》说它"治五劳七伤，安魂定魄，时疾热狂，头痛，止嗽"。《用药心法》说它"补心气不足及治血妄行"。

有痰饮湿浊及虚寒便溏、腹泻者不宜多吃。

红枣桂圆鸡蛋汤

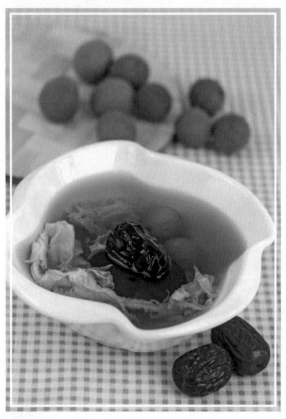

〔出处〕

民间验方。

〔功效〕

补益气血，用于体虚贫血、神疲乏力、眼花、耳鸣、失眠。

〔材料〕

龙眼肉（桂圆）20克，大枣5枚，鸡蛋1个。

〔调料〕

白糖适量。

〔做法〕

1 大枣、龙眼肉一起放入锅中，加适量水煮汤，直至大枣熟烂。

2 把鸡蛋打散，冲入汤内稍煮，加白糖搅匀即可。

专家箴言

龙眼肉益心脾，补气血，安心神，尤宜心脾两虚、气血不足所致惊悸怔忡、失眠健忘、血虚萎黄、月经不调者。《神农本草经》说它"主五脏邪气，安志、厌食，久服强魂魄，聪明"。

大枣健脾益气，养血安神。鸡蛋可增营养，补阴血，除烦躁。二者与龙眼肉合用，补益气血、安养心神的效果很好。

积滞胀满者不宜多吃。

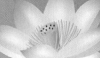

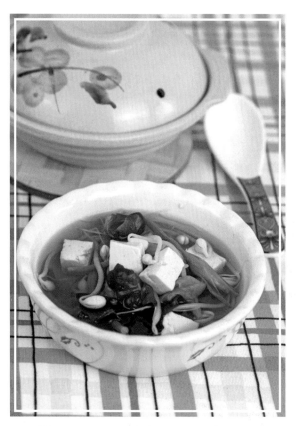

中山四物汤

[出处]

民间验方。

[功效]

健脾补血，清热除烦，用于病后体虚、贫血、烦热心悸、气短乏力。

[材料]

水发黄花、黄豆芽各50克，黑木耳20克，豆腐200克。

[调料]

酱油、盐各适量，葱花少许。

[做法]

1 将水发黄花、黄豆芽、黑木耳择洗干净；豆腐切小块。

2 锅中倒入少许油烧热，下葱花炝锅，倒入酱油和适量水，放入各材料，煮5分钟，加盐调味即可。

专家箴言

此方为民间古方，相传被孙中山用作素食养生汤，故以"中山"命名。

黄花菜养血补虚，清热镇静，可用于头晕耳鸣、虚热心悸。黄豆芽可清热利湿，清心解毒，适合湿热内蕴、大便秘结、高血压、动脉硬化者。黑木耳补血活血，凉血止血，可用于气血亏虚、高血压、便秘及多种出血证。豆腐益气和中，生津润燥，清热解毒，适合体虚贫血、虚热烦渴者补益。四种素食合用，能全面改善阴虚内热的体质。

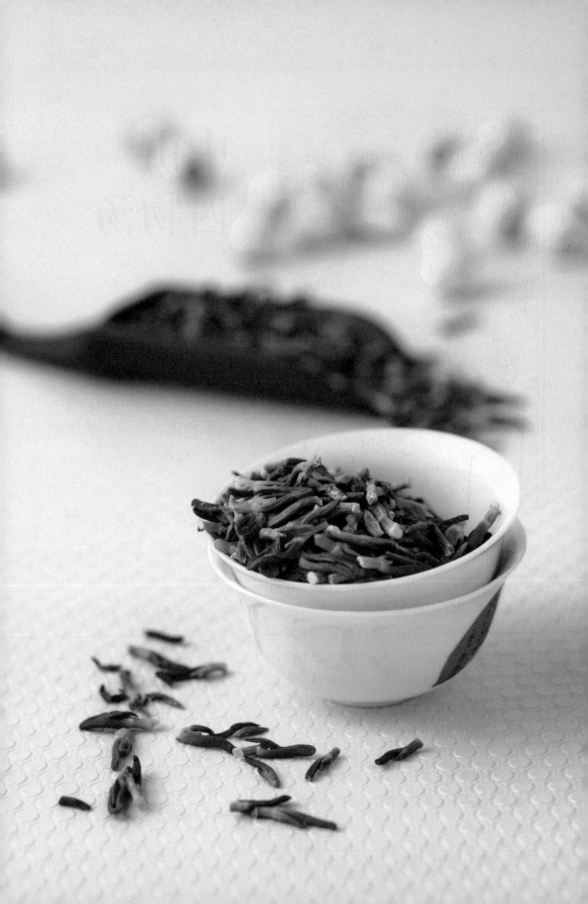

肆

降心火，去心烦，
清心退热不上火

用于心烦口干、口舌溃烂生疮、面赤发热、便秘、尿黄短赤、出血等心火亢盛者。

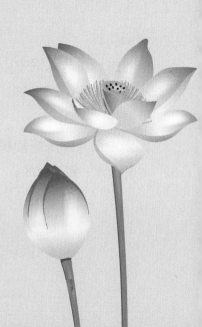

生地黄粥

[出处]

《医学入门》。

[功效]

降心火，凉肝血，生津液，用于心火亢盛、血热入肝所致目赤、出血、口干烦渴、小便赤涩，也适合阴血亏虚所致虚烦失眠、心悸眩晕。

[材料]

生地黄30克，粳米60克。

[做法]

1 将生地黄放入锅中，加适量水，煎煮30分钟，去渣留汤。

2 汤中倒入淘洗好的粳米，补足水，煮至粥成。

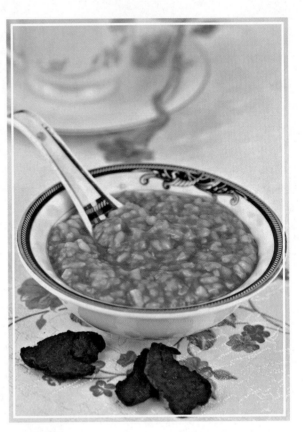

专家箴言

生地黄可滋阴清热，凉血补血，常用于热病烦渴、血虚萎黄、眩晕心悸、血少经闭、内热消渴、骨蒸劳热以及血热所致吐血、崩漏、尿血、便血等。《神农本草经》说它"逐血痹，填骨髓，长肌肉，作汤除寒热积聚，除痹。生者尤良"。《日华子本草》说它"治惊悸劳劣，心肺损，吐血，鼻衄，妇人崩中血晕"。

脾虚泄泻、胃虚食少、胸膈多痰者慎服。

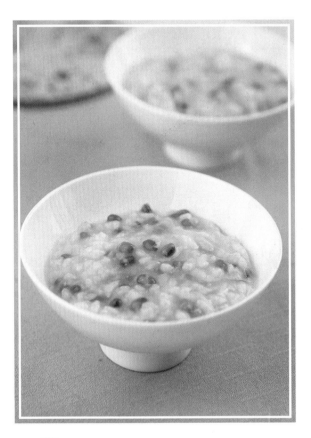

绿豆粥

［出处］

《普济方》。

［功效］

清热利湿，生津止渴，降火除烦，用于热病伤津口渴、暑热心烦、头痛目赤、疮疖痈肿、尿少尿黄。

［材料］

绿豆30克，粳米100克。

［调料］

白糖适量。

［做法］

1 将绿豆、粳米淘洗干净。

2 锅中先放入绿豆和适量水，煮15分钟，再倒入粳米，继续煮30分钟，至粥稠时放入白糖搅匀即成。

专家箴言

　　绿豆可清热解毒，解暑止渴，降压降脂，常用于暑热烦渴、疮毒痈肿，也可用于预防动脉硬化，适合高血压、冠心病、水肿者食用。《本草汇言》说它"清暑热，静烦热，润燥热，解毒热"。《会约医镜》说它"清火清痰，疗痈肿痘烂"。

　　夏季暑湿时节最宜食用绿豆粥，每日2～3次顿服，可当冷饮频食之。一般不宜冬季食用。脾胃虚寒腹泻者不宜食用。

葛粉粟米粥

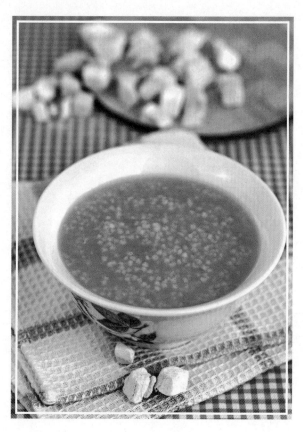

〔出处〕

《太平圣惠方》。

〔功效〕

清心除烦，生津止渴，用于胸中烦热、口渴、心燥。

〔材料〕

葛粉20克，粟米100克。

〔做法〕

1 将粟米淘洗干净，倒入锅中，加适量水，煮至粥稠。

2 放入葛粉，再略煮即成。

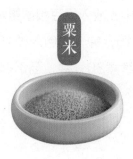

粟米

专家箴言

葛粉为葛根经水磨而澄取的淀粉。可生津止渴，清热除烦，多用于烦热口渴、热疮、喉痹。《开宝本草》说它"去烦热，利大小便，止渴"。《医林纂要》说它"除烦，解热，醒酒，治喉痹，齿痛"。

粟米也叫小米，可和中，益肾，除热，解毒，适合心胃虚火所致烦热口渴、反胃呕吐、心胸烦闷胀满者。

脾胃虚寒腹泻者不宜多吃。

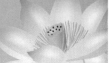

甘草梁米粥

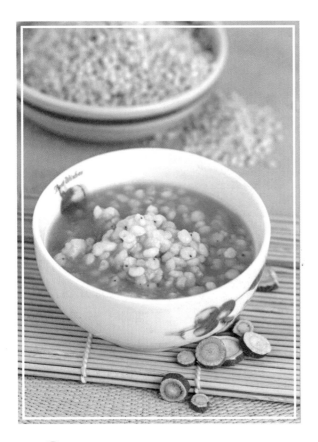

〔出处〕

民间验方。

〔功效〕

清热解毒，除烦止渴，用于心烦口渴、反胃呕吐、惊悸。

〔材料〕

白粱米60克，甘草5克。

〔调料〕

蜂蜜适量。

〔做法〕

1 甘草放入锅中，加适量水煎煮30分钟，去渣留汤。

2 汤中倒入淘洗好的白粱米，补足水，熬煮成粥。

3 粥稠后加蜂蜜拌匀即可。

专家箴言

　　白粱米是粱或粟的种仁，可益气和中，除烦止渴，常用于胃虚呕吐、烦渴。《名医别录》说它"除热，益气"。《本草纲目》说它"炊饭食之，和中，止烦渴"。

　　甘草补脾益气，清热解毒，可用于脾胃虚弱、倦怠乏力、心悸气短、挛急疼痛、痈肿疮毒等。《日华子本草》说它"安魂定魄。补五劳七伤，一切虚损、惊悸、烦闷、健忘。通九窍，利百脉，益精养气，壮筋骨，解冷热"。

鸭丝芹菜

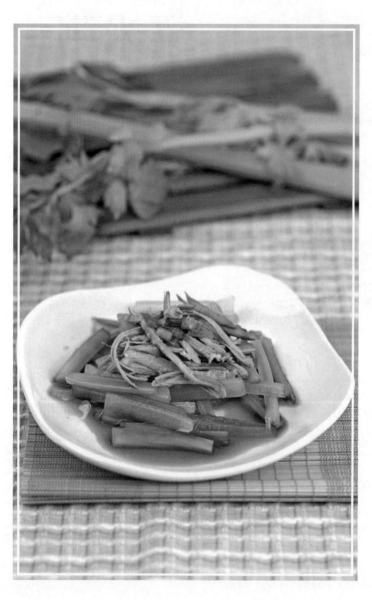

[出处]

民间验方。

[功效]

凉补气血，清热除烦，生津止渴，降压消肿，用于阴虚火旺、热病烦渴、眩晕头痛、失眠心烦等，尤宜高血压、冠心病、中风者。

[材料]

鸭胸肉200克，芹菜150克，香葱末少许。

[调料]

生抽、米醋各15克。

[做法]

1 将鸭胸肉煮熟，晾凉，撕成肉丝，装入盘中。

2 芹菜去叶，洗净，焯水后切成丝，也装盘，淋上生抽和米醋。

3 锅中倒入油烧热，下入香葱末爆香后浇在菜上，拌匀食用。

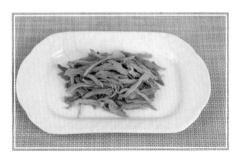

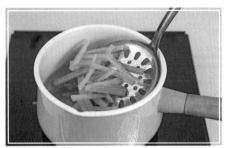

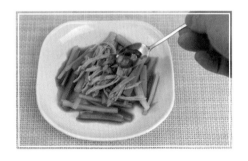

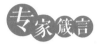

专家箴言

鸭肉可滋阴补血，养胃益气，利水消肿，是凉补气血的佳品，常用于虚劳骨蒸、咳嗽、水肿。《名医别录》说它"补虚除热，和脏腑，利水道"。《本草通玄》说它"主虚劳骨蒸"。《随息居饮食谱》说它"滋五脏之阴，清虚劳之热，补血行水，养胃生津，止嗽息惊"。尤宜阴虚火旺或热性体质者补养。

芹菜也叫旱芹，可平肝凉血，清热利湿，降压除烦，常用于热病烦渴、失眠、消渴、眩晕头痛、面红目赤、痈肿、小便淋痛、尿血、崩漏等。芹菜还是天然降压药，对高血压、冠心病、中风等心血管疾病皆有调养作用。《本草推陈》说

它"治肝阳头昏，面红目赤，头重脚轻，步行飘摇等症"。《陕西草药》说它"祛风，除热，散疮肿。治肝风内动，头晕目眩，寒热头痛，无名肿毒"。

鸭为水禽，其性寒凉，芹菜食性也偏凉，故腹部冷痛、腹泻便溏、腰痛、痛经者慎用。

清炒苦瓜

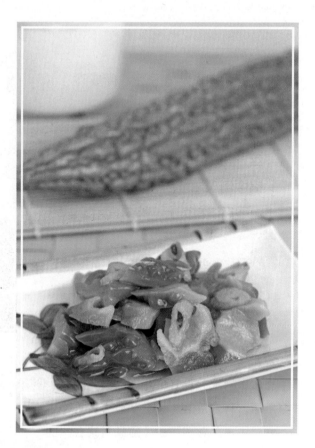

[出处]

《随息居饮食谱》。

[功效]

清心明目，泻火解毒，涤热除烦，用于心烦、目赤、口苦、尿黄，尤宜高血压、高血脂、冠心病、糖尿病者。

[材料]

苦瓜 300 克，大蒜 2 瓣。

[调料]

白糖、盐、鸡精各适量。

[做法]

1 将苦瓜去瓤，洗净，切片，焯水；大蒜切成片。

2 锅中倒入油烧热，下入蒜片爆香，放入苦瓜翻炒，加入白糖、盐、鸡精调味，炒匀即可。

专家箴言

苦瓜也叫癞瓜，可清热解毒，明目清心，涤热除烦，常用于暑热、心肝火旺或胃肠积热所致心烦口渴、痈肿疮疖、目赤肿痛、牙痛、肠炎痢疾、便血等。《滇南本草》说它"泻六经实火，清暑，益气，止渴"。《生生编》说它"除邪热，解劳乏，清心明目"。《泉州本草》说它"主治烦热消渴引饮，风热赤眼，中暑下痢"。

苦瓜苦寒，脾胃虚寒腹泻者不宜多吃。

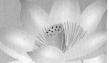

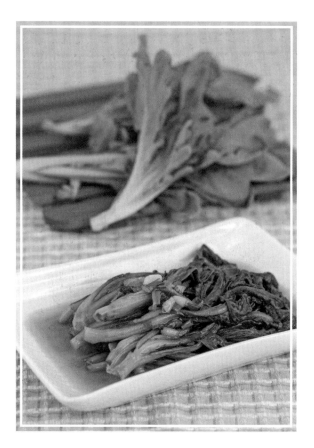

凉拌茼蒿

〔出处〕

《随息居饮食谱》。

〔功效〕

开胃增食，降压补脑，安神除烦，用于心胃火盛、烦热不安、头昏脑胀、热结便秘、咽肿热咳、高血压等。

〔材料〕

茼蒿250克，大蒜片、葱花各少许。

〔调料〕

生抽适量。

〔做法〕

1 将茼蒿找洗干净，焯水后码盘，淋上生抽。

2 锅中倒入油烧热，下葱花、蒜片爆香，浇在茼蒿上即可。

专家箴言

　　茼蒿也叫茼蒿菜、蒿子秆，味辛、甘，性凉，归心、脾、胃经。茼蒿有和脾胃、消痰饮、安心神、降血压的作用，适合夏季心胃火盛所致咽喉肿痛、痈肿疔疮、热结便秘、热咳痰浓、烦热不安以及高血压性头昏脑胀者常食。《备急千金要方·食治方》说它"安心气，养脾胃，消痰饮"。

　　泄泻者不宜多吃。

绿豆莲藕汤

〔出处〕

《岭南采药录》。

〔功效〕

清热解毒，凉血消肿，用于心烦口渴、目赤肿痛、口鼻出血。

〔材料〕

莲藕150克，绿豆30克。

〔做法〕

1　将莲藕去皮，洗净，切丁。

2　锅中放入绿豆和莲藕丁，加适量水，煮至豆烂即可。

莲藕与清热解毒的绿豆合用，可增强除烦止渴的功效，尤宜体热心烦、火盛上炎者。脾胃虚寒腹泻者不宜多吃。

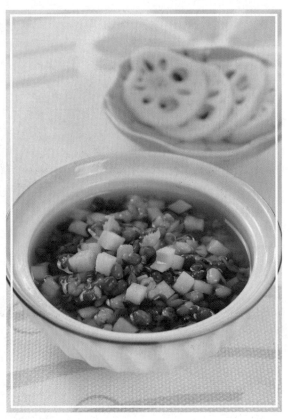

专家箴言

莲藕生用可凉血散瘀，清热除烦，生津止渴，常用于热病烦渴及各种血热出血证。熟用则能健脾开胃，益血生肌，止泻。《神农本草经疏》中说："藕，生者甘寒，能凉血止血，除热清胃，故主消散瘀血、吐血、口鼻出血，产后血闷，罯金疮伤折及止热渴，霍乱，烦闷，解酒等功。熟者甘温，能健脾开胃，益血补心，故主补五脏，实下焦，消食，止泄，生肌，及久服令人心欢止怒也。"

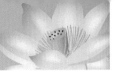

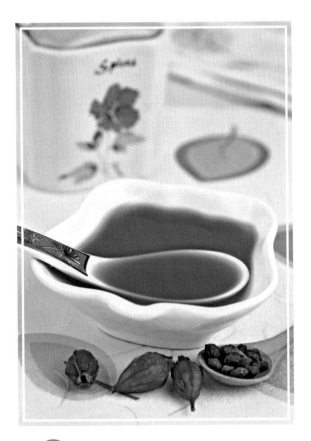

栀子豉汤

〔出处〕

《伤寒论》。

〔功效〕

清心泻火，除烦解郁，用于心火炽盛、虚烦失眠、胸闷头痛。

〔材料〕

栀子、豆豉各20克。

〔做法〕

将栀子放入锅中，加1升水，用中火煎煮，至水剩3/5时，加入豆豉，再煮至水剩约1碗，停火，去渣，分2次饮服。

豆豉也叫香豉，可解表、除烦、宣发郁热，常用于寒热头痛、烦躁胸闷、虚烦不眠。

栀子善泻心火而除烦，常与豆豉合用以透邪泻热，除烦解郁。脾虚便溏者忌用栀子。

专家箴言

栀子味苦，性寒，可泻火除烦，清热利尿，凉血解毒，常用于热病心烦、血热妄行、尿赤血淋、血热吐衄、目赤肿痛、火毒疮疡等。《名医别录》说它"疗目热赤痛，胸心大小肠大热，心中烦闷，胃中热气"。《医学启源》说它"疗心经客热，除烦躁，去上焦虚热，治风"。《药类法象》说它"治心烦懊侬而不得眠，心神颠倒欲绝，血滞而小便不利"。

雪羹汤

〔出处〕

《古方选注》。

〔功效〕

清热化痰，降压除烦，用于
心胸烦闷、高血压、大便燥结。

〔材料〕

海蜇丝70克，荸荠100克。

〔调料〕

香油、盐各适量，香葱末少许。

〔做法〕

1 将荸荠去皮，洗净，切片。

2 锅中放入荸荠和适量水，
  煮10分钟，放入海蜇丝，
  略煮，加盐调味。

3 盛入碗中，放入香葱末和
  香油即成。

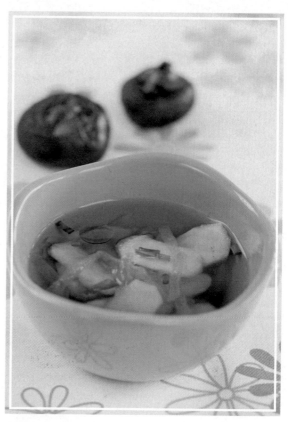

专家箴言

　　海蜇可化痰软坚，平肝解毒，解热降压，
常用于痰热咳喘、热病痰多神昏、中风痰涎
壅盛、高血压等。荸荠可清热化痰，消积，
利湿，常用于热病烦渴、热结便秘、高血压、
肾炎水肿。《本草再新》说它"清心降火，
补肺凉肝，消食化痰，破积滞，利脓血"。

　　此方是常用古方，可用于阴虚阳亢、内
热心烦、胸闷痰热、高血压、气管炎、溃疡
病、大便燥结等。虚寒及血虚者慎服。

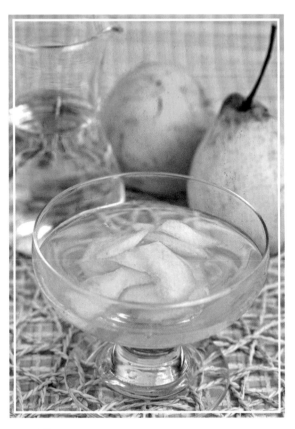

梨汤

〔出处〕

《太平圣惠方》。

〔功效〕

生津止渴，清心除烦，用于阴虚火旺、内热津伤、风热攻心、心烦口渴、烦闷恍惚、心神不安。

〔材料〕

梨1个。

〔调料〕

冰糖适量。

〔做法〕

1 将梨去皮，洗净，切薄片。

2 锅中放入梨片、冰糖和适量水，煮10分钟即可。可热食，也可晾凉食用。

专家箴言

梨可生津润燥，清热化痰，常用于热病津伤烦渴、内热消渴、痰热咳嗽、心烦惊狂、噎膈、便秘等。《备急千金要方·食治方》说它"除客热气，止心烦"。《食疗本草》中说"胸中痞塞热结者可多食好生梨"。《本草纲目》说它"润肺凉心，消痰降火"。《本草通玄》说它"生者清六腑之热，熟者滋五脏之阴"。

脾虚便溏及寒嗽忌服。

生藕羹

〔出处〕

《太平圣惠方》。

〔功效〕

生津，止渴，除烦，用于心
中烦热、口渴。

〔材料〕

莲藕150克。

〔调料〕

蜂蜜适量。

〔做法〕

1 将莲藕去皮，洗净，切成
　小丁。

2 碗中倒入200毫升凉开水，
　放入生藕丁，浸泡15分
　钟，加入适量蜂蜜，调匀
　食用。

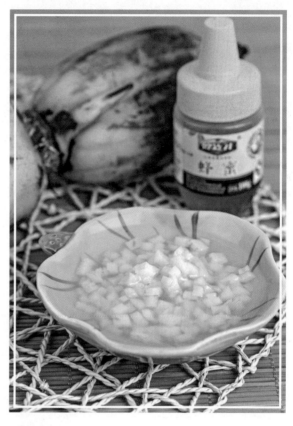

专家箴言

　　生藕凉血散瘀、清热除烦、生津止渴。
《名医别录》说它"主热渴，散血，生肌"。
《食经》说它"主烦热鼻血不止"。《食疗
本草》说它"生食之，主霍乱后虚渴、烦
闷、不能食"。

　　蜂蜜可补中润燥，解毒止痛。《神农本
草经》说它"主心腹邪气，诸惊痫痉，安五
脏诸不足，益气补中，止痛解毒"。《名医
别录》说它"养脾气，除心烦，食饮不下"。

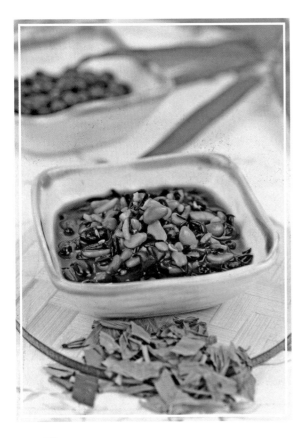

黑豆羹

〔出处〕

《太平圣惠方》。

〔功效〕

清心解毒，用于热毒攻心、心中烦热、神情恍惚。

〔材料〕

黑大豆50克，淡竹叶、枸杞叶各20克。

〔调料〕

白糖适量。

〔做法〕

1 将淡竹叶、枸杞叶加水煮15分钟，滤渣留汤。

2 汤中倒入黑大豆，补足水分，煮至豆烂，加入白糖煮匀即可。

专家箴言

　　黑大豆可活血散瘀，利尿通便，下气消肿，常用于胃热积滞、大小便不通、腹胀水肿、烦渴热结等。淡竹叶擅长清心火，除烦热，利小便，可用于热病心烦口渴、小便赤涩、淋浊、口糜舌疮、牙龈肿痛，尤宜心火上炎所致口腔溃疡。枸杞叶清热止渴，益精明目，用于虚劳发热烦渴、目赤、崩漏、热毒疮肿等。《本草纲目》说它"去上焦心肺客热"。

　　脾胃虚寒腹泻者不宜多吃。

117

鸡子羹方

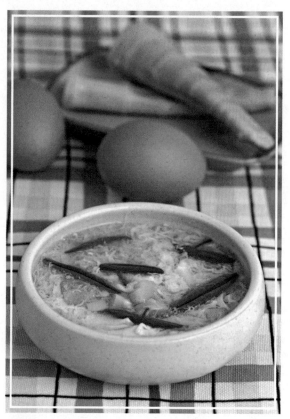

〔出处〕

《普济方》。

〔功效〕

补虚，生津，用于心下发热、口渴。

〔材料〕

鸡蛋2个，竹笋70克，莼菜50克。

〔调料〕

淀粉、盐各适量。

〔做法〕

1 将竹笋去老皮，洗净切丁，焯水；鸡蛋打成蛋液。

2 锅中放入竹笋丁和适量水，煮10分钟，放入莼菜略煮，倒入鸡蛋液滑散，加盐调味，勾匀芡汁即成。

竹笋、莼菜清热除烦，寒凉滑泻，搭配滋阴润燥、养血退热的鸡蛋，既可除热病烦渴，又可疗补体虚。脾胃虚寒腹泻者不宜多吃。

专家箴言

莼菜是产于江浙一带的水草类蔬菜，味甘，性寒，可清热解毒，利水消肿，止呕，常用于高血压、泄痢、反胃呕吐、热疖等。《医林纂要》说它"除烦，解热，消痰"。《本草汇言》说它"凉胃疗疽，散热痹之药也。此草性冷而滑，和姜醋作羹食，大清胃火，消酒积，止暑热成痢"。

竹笋可清热化痰，利膈下气，心胸烦闷、眩晕惊悸、头痛发热者宜食。《食物本草》说它"消痰，除热狂、壮热头痛、头风"。

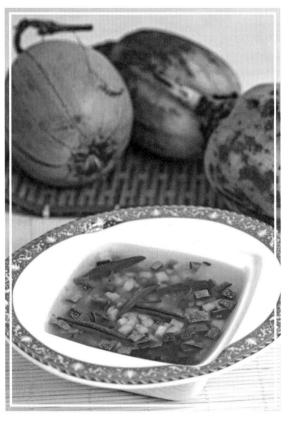

藕实羹方

[出处]

《普济方》。

[功效]

补中，生津，养神，除百疾，愉畅心神，用于烦热口渴、心胸烦闷不舒、胃热呕吐。

[材料]

鲜藕、甜瓜皮各100克，莼菜50克。

[调料]

淀粉、盐各适量。

[做法]

1 将鲜藕去皮，洗净，切丁；甜瓜皮洗净，切丁。

2 锅中放入藕丁、甜瓜皮丁和适量水，煮10分钟，放入莼菜略煮，加盐调味，勾匀芡汁即成。

专家箴言

甜瓜皮味甘、微苦，性寒，可清暑热，利小便。《食疗本草》说它"止渴，益气，除烦热，利小便，通三焦壅塞气"。《食医心镜》说它"治热，去烦渴，煎皮作羹亦佳"。莼菜可除烦，解热，消痰，《名医别录》说它"主消渴，热痹"。鲜藕凉血散瘀，止渴除烦，尤宜烦热口渴及出血者。

此羹寒凉滑泻，虚寒腹痛、腹泻者不宜多吃。

麦冬蜜枣羹

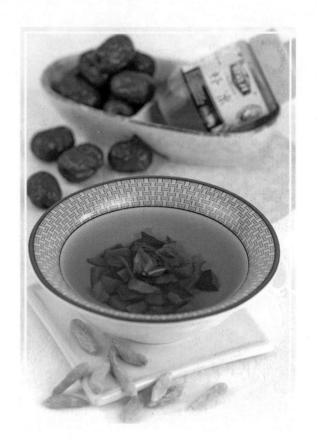

〔出处〕

《太平圣惠方》。

〔功效〕

养阴益气，清心除烦，用于上焦烦热、口舌干燥、心神头目不利。

〔材料〕

麦冬、大枣各30克。

〔调料〕

蜂蜜适量。

〔做法〕

1 将大枣去核，切丁。

2 锅中先放入麦冬和适量水，煮30分钟，滤渣留汤，再放入大枣丁，继续煮20分钟，调入蜂蜜食用。

专家箴言

麦冬可养阴生津，清心除烦，常用于热病津伤、咽干口燥、虚劳烦热。《本草衍义》说它"治心肺虚热"。《珍珠囊》说它"治肺中伏火，生脉保神"。《用药心法》说它"补心气不足及治血妄行"。

大枣补中益气，养血安神。蜂蜜补中润燥。二者与麦冬合用，可濡润五脏，安养心神，是养阴除烦的良方。

脾胃虚寒泄泻、痰饮积滞者不宜多吃。

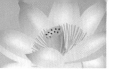
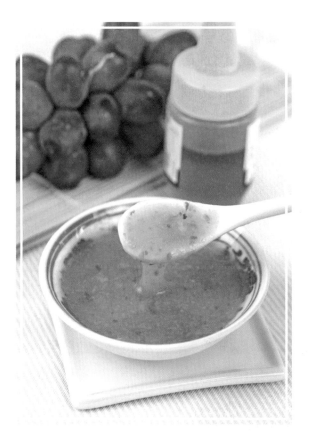

葡蜜膏

〔出处〕

《居家必用事类全集》。

〔功效〕

益气血，滋肝肾，除烦止渴，用于心烦口渴。

〔材料〕

葡萄1000克。

〔调料〕

蜂蜜150毫升。

〔做法〕

1 将葡萄洗净，去籽，放入果蔬机中搅打成葡萄泥。

2 锅中放入葡萄泥和蜂蜜，小火煮成膏状，趁热装瓶，密封保存。

3 每次取30毫升食用。

专家箴言

　　葡萄可补气血，强筋骨，利小便，常用于气血虚弱、心悸、盗汗、风湿痹病、水肿等。《随息居饮食谱》说它"补气，滋肾液，益肝阴，强筋骨，止渴，安胎"。《陆川本草》说它"滋养强壮，补血，强心利尿。治腰痛，胃痛，精神疲惫，血虚心跳"。

　　蜂蜜补中润燥，止痛解毒，除心烦，疗口疮。与葡萄搭配，适合气血亏虚所致虚热心烦口渴者。糖尿病患者不宜多吃。

丹参葛根茶

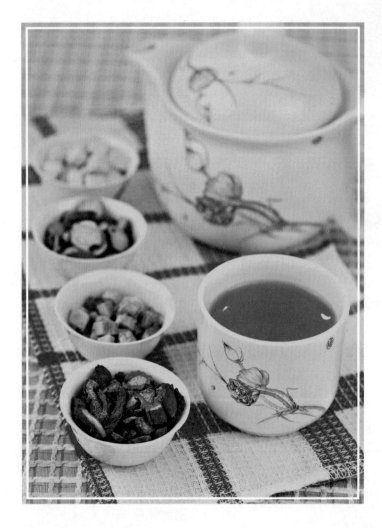

【出处】

《食物中药与便方》。

【功效】

宁心安神，凉血生津，散瘀化痰，用于心胸烦热及冠心病所致心区闷痛、放射至肩背痛等。

【材料】

丹参、葛根各10克，茯苓、甘草各6克。

【调料】

冰糖适量。

【做法】

1 将丹参、葛根、茯苓、甘草一起研为粗末，盛入茶包封好。

2 茶包置于茶壶中，放入冰糖，用沸水泡，盖闷20分钟后代茶频饮。

丹参可活血祛瘀，凉血止痛，除烦安神，常用于热病邪入心营所致烦躁失眠、心悸神昏等。《名医别录》说它"养血，去心腹痼疾结气"。《滇南本草》说它"补心定志，安神宁心。治健忘怔忡，惊悸不寐"。《本草纲目》说它"活血，通心包络"。现代因其强心、抗惊厥、抗血栓、改善微循环的作用，常用于治疗冠心病、心绞痛等。

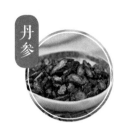
丹参

葛根可解肌退热，生津止渴，常用于高血压病颈项强痛、热病口渴等。《日华子本草》说它"治胸膈热，心烦闷热狂"。葛根中的黄酮能增加冠状动脉血流量，降低心肌耗氧量，对脑血管有一定的扩张作用，能缓解急性心肌缺血，保护脑血管和外周血管，尤宜高血压、心绞痛患者调养。

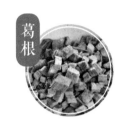
葛根

茯苓有利水渗湿、宁心安神的功效，善治心悸、失眠、惊悸、健忘、水肿胀满、脾虚泄泻等症。《神农本草经》说它"主胸胁逆气，忧恚惊邪恐悸，心下结痛，寒热烦满，咳逆，口焦舌干，利小便"。《名医别录》说它"止消渴，好睡……益气力，保神守中"。

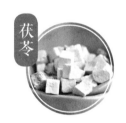
茯苓

甘草可清热解毒，解痉止痛，常用于心气不足、心悸气短、倦怠乏力、惊悸等。《药性论》说它"主腹中冷痛，治惊痫，除腹胀满"。《日华子本草》说它"安魂定魄。补五劳七伤，一切虚损、惊悸、烦闷、健忘"。

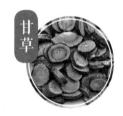
甘草

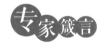
专家箴言

丹参活血化瘀，葛根解肌退热，茯苓宁心化痰，甘草清热解毒。这四种材料合用，能改善烦热失眠、烦渴口干、神昏心悸等不适，并缓解心痛，适合痰瘀交阻所致动脉硬化、冠心病、心绞痛、脑动脉梗死者日常调养。

无瘀血者及孕妇慎用。

淡竹清火茶

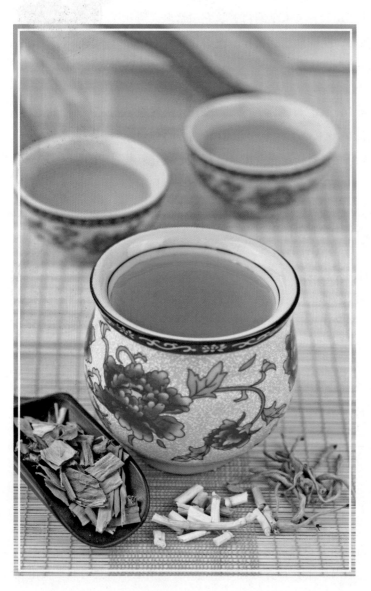

〔出处〕

民间验方。

〔功效〕

清心泻火，清热解毒，凉血止血，用于热邪毒火所致口渴心烦、口舌生疮、小便短赤、疮疡肿痛、尿血等。

〔材料〕

淡竹叶、白茅根、金银花各6克。

〔做法〕

将淡竹叶、白茅根与金银花一起放入锅中，加适量水煎煮，去渣后取汁饮用。

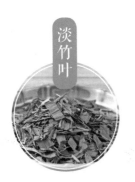

淡竹叶

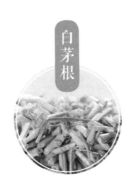

白茅根

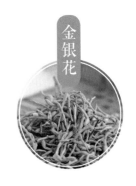

金银花

淡竹叶味甘、淡，性寒，可清心火，除烦热，利小便，常用于热病口渴、心烦不寐、小便赤涩淋痛、口舌生疮、牙龈肿痛。《本草纲目》说它"去烦热，利小便，清心"。《本草备要》说它"凉心暖脾，消痰止渴。除上焦风邪烦热"。

无实火、无湿热者慎服，体虚有寒者禁服。

白茅根味甘，性寒，可凉血止血，生津止渴，清热利尿。常用于内热烦渴、热淋涩痛、水肿、胃热呕逆及吐血、鼻血、尿血等，尤宜因心肝火旺、血热妄行所致各类出血者。《本草求原》说它"清脾胃伏热，生肺津以凉血，为热血妄行上下诸失血之要药"。

脾胃虚寒、尿多不渴者忌服。

金银花也叫忍冬花、银花，味甘，性寒，可清热解毒，凉散风热，常用于温病发热、疮痈肿毒、咽喉肿痛、热毒下痢等。《滇南本草》说它"清热，解诸疮"。《本草备要》说它"养血止渴。治疥癣"。现代研究也证实，其有良好的抗菌消炎和解热作用。

脾胃虚寒及气虚疮疡脓清者忌服。

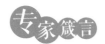

专家箴言

淡竹叶清泻心火，白茅根凉血止血，金银花清热解毒。三者合用，可消除内热毒火，缓解心烦口渴、口舌生疮、咽喉肿痛、尿少黄赤、口鼻出血等上火症状，尤宜夏季暑湿内热、心火亢盛者饮用。

脾胃虚寒、尿频者及孕妇不宜多饮。

野菊花茶

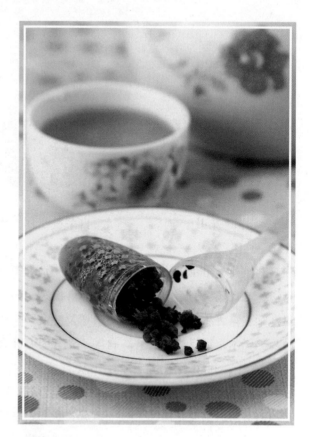

[出处]

《本草纲目》。

[功效]

清火解毒，消肿止痛，用于心火炽盛所致口腔溃疡、牙龈肿痛、目赤红肿、咽喉肿痛、恶疮疔肿、高血压。

[材料]

野菊花10克。

[调料]

蜂蜜适量。

[做法]

1 将野菊花放入茶漏，置于茶壶中，冲入沸水，加盖闷泡15分钟。

2 倒入杯中，待温凉后调入蜂蜜，拌匀饮用。

3 另取野菊花水，外用含漱也有效。

专家箴言

野菊花味苦、辛，性微寒，是清热解毒的要药，常用于疗疮痈肿、目赤肿痛、头痛眩晕。现代研究证实，其有良好的降血压、抗病毒、抗菌作用，尤其对改善高血压所致失眠、头胀、头痛、眩晕以及上火口疮、咽肿等有特效。口腔溃疡反复发作、牙龈肿痛者，内服加含漱效果更好。

脾胃虚寒、肠滑泄泻者及孕妇不宜饮用。

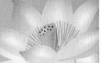
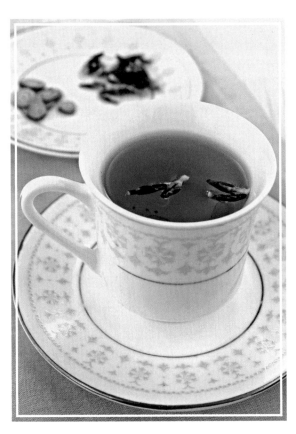

莲心甘草茶

〔出处〕

民间验方。

〔功效〕

清心火，泻邪热，除心烦，用于心火内炽、阴虚火旺所致烦热失眠、手足心热、口渴咽干、口舌糜烂。

〔材料〕

莲子心2克，生甘草3克。

〔做法〕

将莲子心、生甘草放入茶壶中，用沸水冲泡，加盖闷泡10~15分钟后饮用。

专家箴言

　　莲子心味苦，性寒，可清心安神，交通心肾，涩精止血，常用于热入心包或心肾不交所致心烦不眠、神昏谵语、血热吐血、目赤肿痛等。《医林纂要》说它"泻心，坚肾"。《温病条辨》中说"莲心，由心走肾，能使心火下通于肾，又回环上升，能使肾水上潮于心"。

　　甘草可清热解毒，和中缓急，安魂定魄，可用于惊悸、烦闷、健忘等。

　　虚寒便溏者慎用。

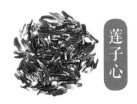

莲子心

莲花茶

[出处]

民间验方。

[功效]

清火凉血，镇心安神，用于血热、瘀血或暑热所致心神烦乱及鼻血、吐血、尿血、子宫出血等出血证。

[材料]

莲花6克，绿茶3克。

[做法]

莲花取瓣，洗净，与绿茶一起研为细末，盛入茶包内，置于茶壶中，冲入沸水，闷泡15分钟后即可饮用。

莲花可单用，也可搭配茶叶、鲜竹叶、淡竹叶、莲子心等，增强清心凉血的效果。

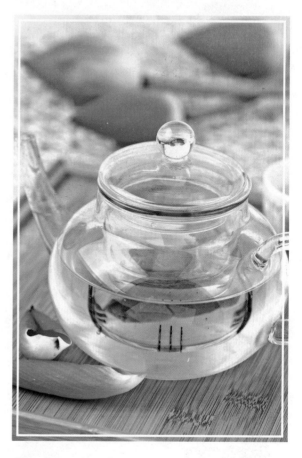

专家箴言

莲花应采用未开的花蕾，其味苦、甘、性凉，可凉血清心，散瘀止血，祛湿消风，常用于心胃呕血、血淋、崩漏等出血证，也常用于天疱湿疮、疥疮瘙痒等湿热毒火证。《本草再新》说它"清心凉血，解热毒，治惊痫，消湿去风，治疮疥"。《日华子本草》说它"镇心，益色驻颜"。

脾胃虚寒者及孕妇不宜多饮。

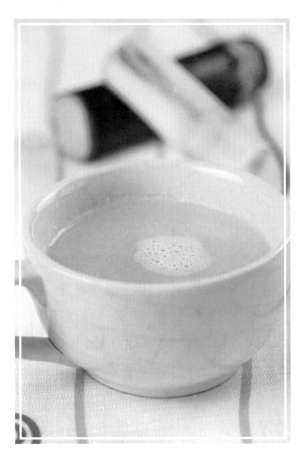

甘蔗汁

〔出处〕

《外台秘要》。

〔功效〕

清热，生津，润燥，用于心肺肠胃火炽热盛所致津伤口渴、心胸烦热、神昏恍惚、大便燥结、咽肿燥咳。

〔材料〕

鲜甘蔗500克。

〔做法〕

将甘蔗洗净，去皮，切碎，绞汁或打汁，过滤去渣后饮用。

专家箴言

　　甘蔗味甘，性寒，可清热生津，润燥和中，除热止渴，常用于热病津伤、心烦口渴、反胃呕吐、肺燥咳嗽、大便燥结等。《日华子本草》说它"消痰止渴，除心烦热"。《滇南本草》说它"汁，治心神恍惚，神魂不定，中风失音，冲开水下"。《本草纲目》中说"其浆甘寒，能泻火热"。

　　脾胃虚寒所致吐泻者慎服。

甘蔗

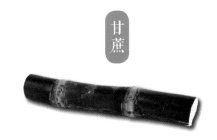

西瓜全汁饮

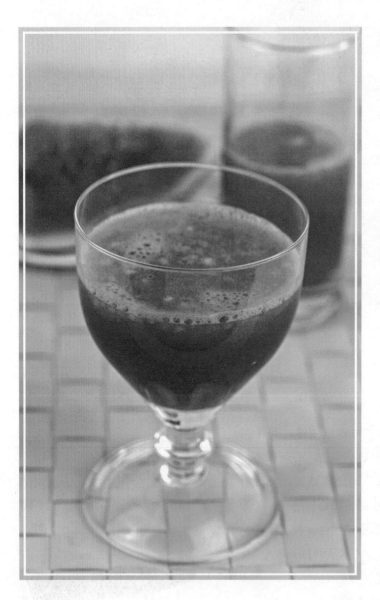

〔出处〕

《丹溪心法》。

〔功效〕

泻火清热，除烦消肿，用于夏季暑湿、心火炽盛所致心烦口渴、口舌生疮、咽喉肿痛、痈肿疮疖、小便短赤、水肿等。

〔材料〕

西瓜果肉150克，西瓜皮100克。

〔做法〕

将西瓜果肉和西瓜皮切丁，一起放入打汁机中，搅打成果汁即可饮用。

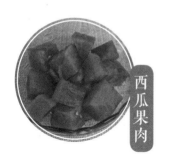

西瓜果肉

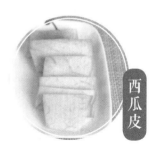

西瓜皮

西瓜又称为寒瓜、"天生白虎汤"，味甘，性寒，可清热解暑，除烦止渴，利小便，常用于暑热烦渴、热盛津伤、小便不利、咽喉肿痛、口舌生疮等。

《日用本草》说它"消暑热，解烦渴，宽中下气，利小水，治血痢"。《饮膳正要》说它"主消渴，治心烦，解酒毒"。《丹溪心法》中说"治口疮甚者，用西瓜浆水徐徐饮之"。《药性切用》说它"泻热止渴，有天生白虎汤之名"。《滇南本草》说它"治一切热症，痰涌气滞。解暑热、酒毒，除烦止渴，治喉、血痢"。《本经逢原》中说"西瓜，能引心包之热，从小肠、膀胱下泄。能解太阳、阳明中暍及热病大渴，故有天生白虎汤之称"。

中寒湿盛者忌用。

西瓜皮也叫西瓜翠衣，为西瓜外部硬皮与红色果肉之间的中果皮。其味甘、淡，性寒，可清热解暑，泻热除烦，利尿止渴，常用于暑热烦渴、小便短赤、咽喉肿痛、口舌生疮、水肿等。

《丹溪心法》中说"治口疮甚者，西瓜皮烧灰敷之"。《要药分剂》说它"能解皮肤间热"。《本草再新》说它"能化热除烦，去风利湿"。《随息居饮食谱》说它"凉惊涤暑"。

中寒湿盛者忌用。

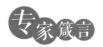

专家箴言

《本草汇言》中说："治阳明热甚，舌燥烦渴者，或神情昏冒、不寐、语言懒出者，好红瓤西瓜剖开，取汁一碗，徐徐饮之。"《丹溪心法》中记载西瓜果肉及西瓜皮皆善治口疮，正是由于其有很强的泻心火作用，故此方尤宜心火炽盛、暑热烦渴、口舌生疮者饮用。

寒湿泄泻者不宜多饮。

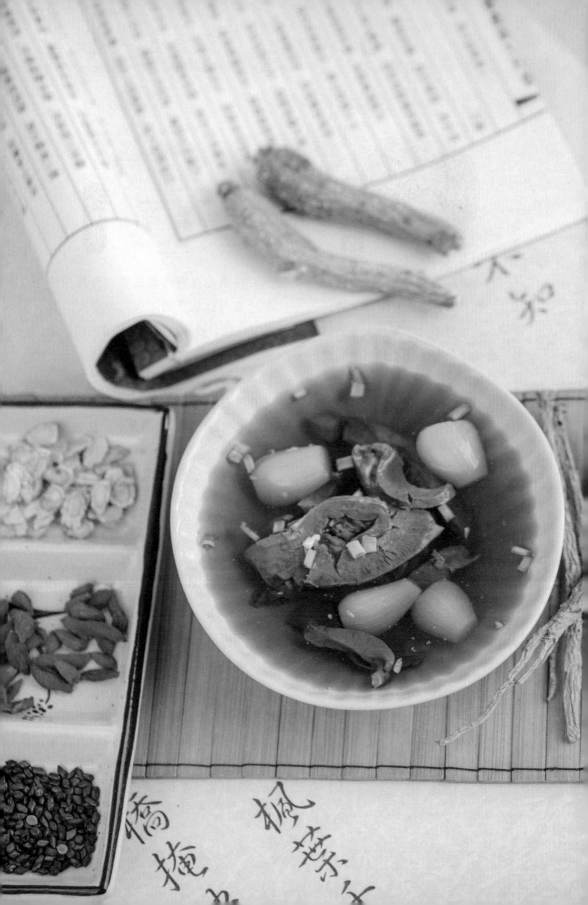

伍

通心脉，化瘀阻，
心血畅通不心痛

用于心悸怔忡、胸闷疼痛、心绞痛、冠心病、心肌梗死等心脉痹阻者。

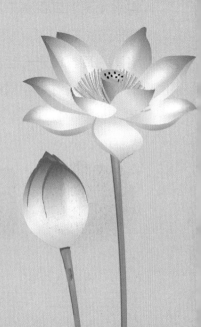

木耳粥

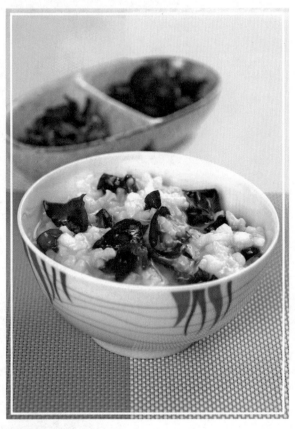

〔出处〕

《刘涓子鬼遗方》。

〔功效〕

凉血止血，活血化瘀，用于高血压、动脉硬化、冠心病、肢体麻木。

〔材料〕

水发黑木耳50克，粳米100克。

〔做法〕

1　将水发黑木耳择洗干净；粳米淘洗干净。

2　将黑木耳与粳米一起放入锅中，加适量水，同煮成粥。

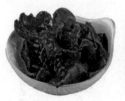

黑木耳

专家箴言

　　黑木耳可凉血，止血，润燥利肠，益气强志，常用于高血压、便秘、痔疮、便血等。《神农本草经》说它"益气不饥，轻身强志"。《随息居饮食谱》说它"补气耐饥，活血，治跌仆伤"。现代研究证实，黑木耳有明显的抗凝血、抗血栓、降血脂作用，常食对高血压、高血脂、动脉硬化、冠心病等心血管疾病均有改善效果。

　　虚寒溏泄者慎服。

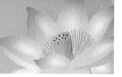

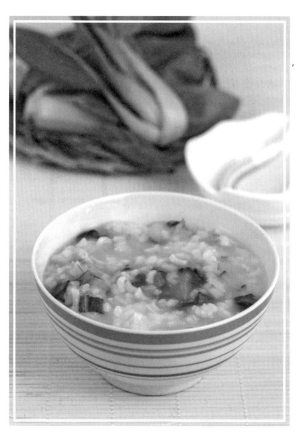

油菜粥

〔出处〕

《本草纲目》。

〔功效〕

散血消肿，保护心血管，用于高血压、高血脂、动脉硬化及风热毒火所致的疮痈。

〔材料〕

油菜、粳米各100克。

〔做法〕

1 将油菜择洗干净，切碎；粳米淘洗干净。

2 锅中放入粳米和适量水，煮至粥稠时放入油菜，再略煮即成。

专家箴言

　　油菜古称芸苔、芸蔓菜，味辛，性凉，可凉血散血，解毒消肿，常用于血痢、热毒疮肿、乳痈、吐血、便血等。《日华子本草》说它"治产后血风及瘀血"。《开宝本草》说它"破癥瘕结血"。《备急千金要方·食治方》说它"主腰脚痹，又治油肿丹毒"。《本草纲目》说它"散血消肿"。常食油菜粥可行血散瘀，消肿散结，通利肠胃，保护心血管，适合血脉瘀阻、高血脂、血管硬化者。

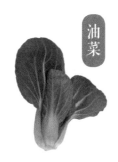

油菜

桃仁粥

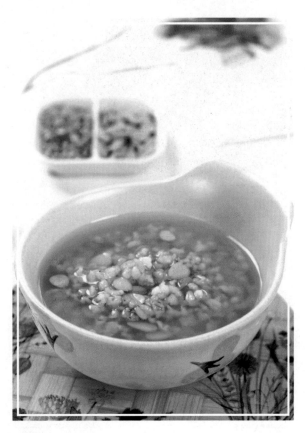

［出处］

《食医心鉴》。

［功效］

活血化瘀，润燥通便，用于血脉瘀阻所致胸痹心痛、瘀血积滞、血栓等。

［材料］

桃仁15克，粳米100克。

［做法］

粳米淘净干净，同研碎的桃仁一起倒入锅中，加适量水，煮至粥成。

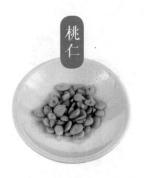

桃仁

专家箴言

桃仁可活血祛瘀，润肠通便，常用于胸痹心痛、经闭、痛经、跌仆损伤、瘀血肿痛、肠燥便秘等。《名医别录》说它"消心下坚，除卒暴击血，破症瘕，通脉，止痛"。《用药心法》说它"苦以泄滞血，甘以生新血，故凝血须用。又去血中之热"。现代研究证实，其有舒张血管、抑制血液凝固和溶血作用，对高血压、心绞痛、血栓、肢体麻木均有改善效果。

桃仁为活血品，孕妇慎用。

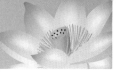
丹参大枣粥

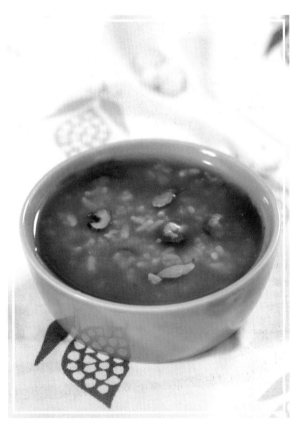

专家箴言

　　丹参可活血通经，祛瘀止痛，除烦安神，常用于胸腹刺痛、血瘀心痛、热痹疼痛、烦躁失眠、心悸神昏等。《吴普本草》说它"治心腹痛"。《日华子本草》说它"养神定志，通利关脉。治冷热劳，骨节疼痛，四肢不遂"。《本草纲目》说它"活血，通心包络"。

　　丹参搭配养血安神的大枣和活血散瘀的红糖煮粥，尤宜血脉瘀阻所致胸痹心痛、血栓、心肌梗死、冠心病、心绞痛患者调养。

　　无瘀血者及孕妇不宜食用。

〔出处〕

民间验方。

〔功效〕

补血虚，化血瘀，除烦安神，活血止痛，用于心悸失眠、血瘀心痛、心绞痛等。

〔材料〕

粳米100克，丹参15克，去核大枣10克。

〔调料〕

红糖适量。

〔做法〕

1　将丹参放入砂锅中，加水煮30分钟，滤渣留汤。

2　汤中放入大枣、粳米，补足水分，继续煮30分钟，至粥稠时调入红糖，略煮即成。

归枣粥

[出处]

民间验方。

[功效]

补血活血，调经止痛，用于胸痹心痛、气血不足、血虚头痛、眩晕、月经不调等。

[材料]

粳米100克，当归15克，去核大枣10克。

[调料]

白糖25克。

[做法]

1 将当归、大枣放入砂锅中，加适量水，小火煮20分钟。

2 再倒入粳米，继续煮30分钟，至粥稠时调入白糖煮匀即成。

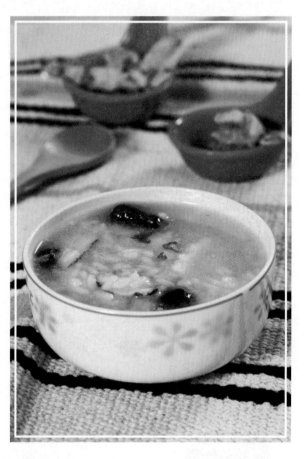

专家箴言

当归可补血活血，调经止痛，常用于血虚萎黄、眩晕心悸、虚寒腹痛。现代研究证实，其有增加冠状动脉血流量、抗心律失常、降血压、降血脂、促进造血、抗血栓等作用，对心血管养护十分有益。当归搭配养血安神的大枣，适合血虚、血瘀所致贫血、胸痹心痛、头痛眩晕、月经不调、痛经、虚寒腹痛者调养。

湿阻中满、便溏者及孕妇不宜用当归。

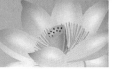

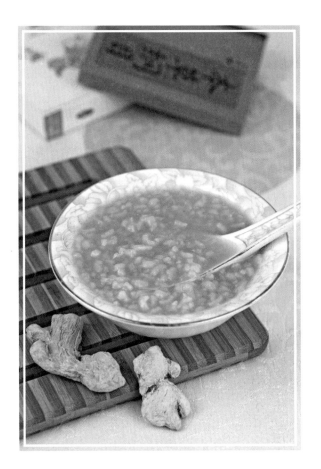

干姜粥

[出处]

《寿世青编》。

[功效]

温中，散寒，止痛，用于寒冷、气郁所致胸痹心痛、胸闷胀满、脘腹冷痛吐泻、心绞痛等。

[材料]

干姜、高良姜各10克，粳米100克。

[做法]

1 将干姜、高良姜装入调料袋中，封好口。

2 粳米淘洗干净，与调料袋一起放入锅中，加适量水，煮至粥成，去掉调料袋即可食用。

专家箴言

　　干姜可温中散寒，回阳通脉，常用于心腹冷痛、呕吐泄泻、肢冷脉微等。《医学入门》说它"（治）心腹冷痛胀满。"高良姜也叫良姜，可温胃散寒，行气止痛，常用于脘腹冷痛、胃寒呕吐、嗳气吞酸。二者合用煮粥，尤宜寒冷或气郁所致心腹冷痛、胸胁胀满、烦闷难安、虚寒吐泻、心绞痛患者调养。

　　阴虚内热、血热妄行者忌服。孕妇慎服。

山楂粥

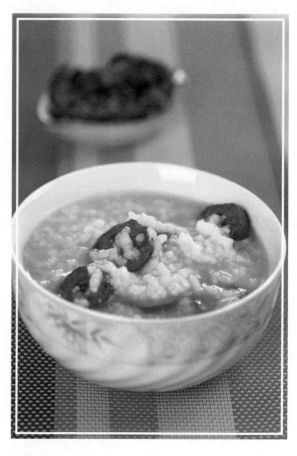

[出处]

《粥谱》。

[功效]

消积滞，散瘀血，用于心腹刺痛及高血脂、动脉硬化、冠心病、心力衰竭等。

[材料]

山楂15克，粳米100克。

[调料]

红糖适量。

[做法]

将山楂洗净，去核，切片，与淘洗好的粳米一起放入锅中，加适量水煮粥，至粥将成时调入红糖，稍煮即可。

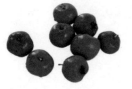

专家箴言

山楂味酸、甘，性微温。可消食健胃，行气散瘀，常用于心腹刺痛、瘀血经闭、食积腹胀等。《食鉴本草》说它"化血块，气块，活血"。由于其有增加冠状动脉血流量、强心、降压、降胆固醇的作用，也常用于高脂血症、动脉硬化、高血压、冠心病、心肌梗死、心力衰竭等心血管疾病。

脾胃虚弱者慎服。

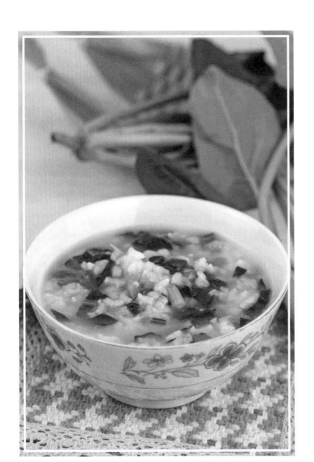

菠菜粥

［出处］

《本草纲目》。

［功效］

养血活血，清热通便，用于气血瘀滞、胸膈满闷、贫血、高血压、便秘、痔疮便血等。

［材料］

菠菜、粳米各100克。

［做法］

1 将菠菜择洗干净，切小段；粳米淘洗干净。

2 锅中放入粳米和适量水，煮至粥稠时放入菠菜段，略煮即成。

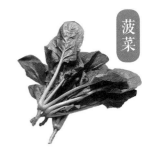

菠菜

专家箴言

　　菠菜可养血止血，敛阴润燥，常用于高血压、头痛目眩、风火赤眼、便秘、痔疮便血等。《本草纲目》说它"通血脉，开胸膈，下气调中，止渴润燥"。《医林纂要》说它"敛阴，和血"。《陆川本草》说它"入血分。生血、活血、止血、去瘀"。菠菜粥使体内积滞的热毒从肠胃尽出，且能止血、凝血，起从而到改善血运的作用。

　　体虚便溏者不宜多吃。

灵芝丹参粥

〔出处〕

民间验方。

〔功效〕

补益气血，活血通络，用于冠心病、心痛、心悸不宁、神经衰弱、气短疲乏等。

〔材料〕

灵芝20克，丹参6克，三七粉3克，粳米100克。

〔调料〕

红糖适量。

〔做法〕

1 将灵芝、丹参放入锅中，加水煮30分钟，滤渣留汤。

2 汤中放入粳米，继续煮至粥稠时调入三七粉和红糖，再略煮即成。

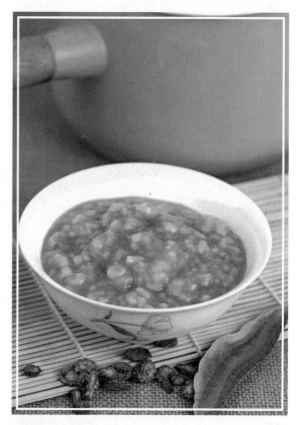

专家箴言

灵芝可补气安神，滋补强壮，并有强心、镇痛、降血压、抗血栓的作用，常用于眩晕不眠、心悸气短、心律失常、心肌缺血、心肌梗死等。丹参祛瘀止痛，活血通经，清心除烦，可改善胸腹刺痛、热痹疼痛、心烦不眠、心绞痛等，是保护心血管的良药。三七散瘀止血，消肿定痛，可用于胸腹刺痛及各类出血证。

无瘀血者及孕妇慎服。

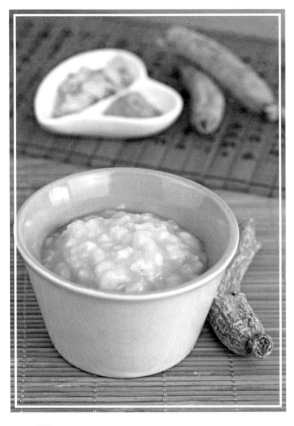

人参三七粥

[出处]

民间验方。

[功效]

益气养心，活血祛瘀，用于冠心病、心绞痛、心肌梗死等。

[材料]

人参片6克，三七粉3克，粳米100克。

[调料]

白糖适量。

[做法]

1 将人参片放入锅中，加水煮30分钟，滤渣留汤。

2 汤中放入粳米，继续煮至粥稠时调入三七粉和白糖，略煮即成。

专家箴言

人参可大补元气，复脉固脱，强心安神，适合心气不足、心力衰竭、惊悸失眠者调养。三七有止血及增加冠状动脉血流量、减慢心率、减少心肌耗氧的作用，对高血压、冠心病、心绞痛、心肌梗死及各类出血证均有良效。《本草纲目》说它"止血，散血，定痛"。《玉楸药解》说它"和营止血，通脉行瘀，行瘀血而敛新血……一切瘀血皆破……一切新血皆止"。

血热妄行者及孕妇忌用。

楂芹拌梨

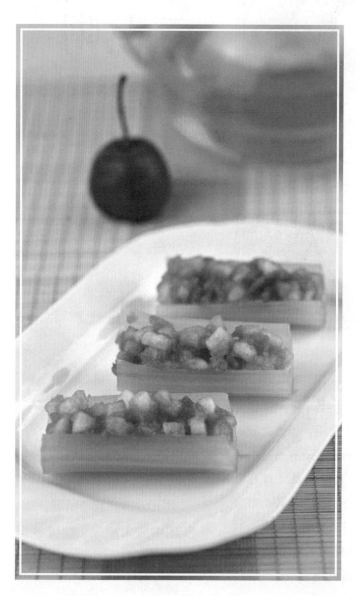

〔出处〕

民间验方。

〔功效〕

降压，降脂，强心，除烦，用于高血压、动脉硬化、冠心病、心绞痛、心胸烦闷、眩晕头痛、惊悸失眠等。

〔材料〕

鲜山楂100克，西芹150克，梨1个。

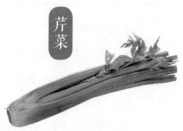
芹菜

［做法］

1 鲜山楂洗净，去核、根、蒂，切成小丁。

2 梨去皮、核，取果肉，切成小丁，与山楂丁混合拌匀。

3 芹菜洗净，取粗大茎部，切成寸段，焯水后盛装水果丁即可。

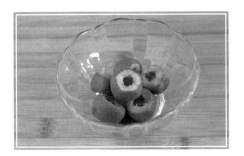

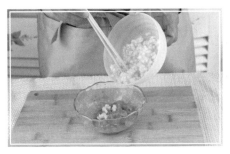

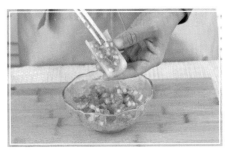

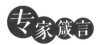

专家箴言

山楂可消食健胃，行气散瘀，降血压，降血脂，降胆固醇，增加冠状动脉血流量，增强心博能力，降低心肌耗氧量，对心肌缺血、缺氧有保护作用，适合胸痹刺痛、高血压、高血脂、动脉硬化、心律不齐、冠心病、心力衰竭患者常食。

梨可生津润燥，清热化痰，常用于热病津伤、心烦口渴、热咳咽肿、痰热惊狂、便秘等。《食疗本草》中说"胸中痞塞热结者可多食好生梨"。《开宝本草》说它"主客热、中风不语，又疗伤寒热发，惊邪"。

芹菜也叫旱芹，是降血压的天然良药，并有镇静中枢神经、安神、抗惊厥的作用，适合高血压、冠心病、心悸、烦躁失眠者调养，还能改善高血压引起的头晕目眩、头痛、面红目赤等不适。

以上食材合用，既可清心凉血，又能强心活血，可有效保护心血管，防治急慢性心血管疾病。

此方生食偏寒凉，脾胃虚寒、便溏腹泻者及孕妇不宜食用。

保元强心汤

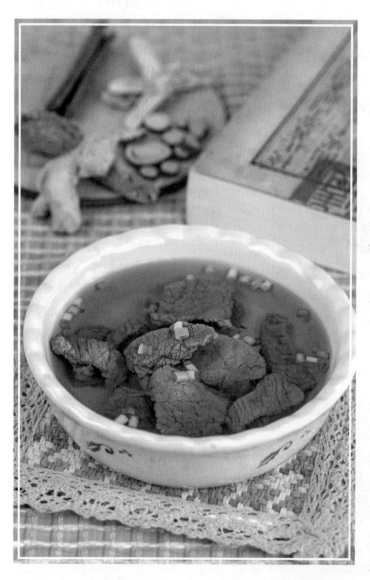

[出处]

《博爱心鉴》。

[功效]

强心活血，益气温阳，通络祛瘀，用于心肾气虚、心阳不足所致冠心病、心力衰竭、心腹冷痛、虚寒气短等。

[材料]

牛肉150克，人参6克，黄芪10克，肉桂、生姜、甘草各4克，香葱末少许。

[调料]

料酒、淀粉各15克，盐、鸡精各适量。

［做法］

1 将人参、黄芪、肉桂、生姜、甘草加水煎煮30分钟，滤渣取汤汁。

2 锅中倒入汤汁，加适量水烧开。牛肉切片后用料酒和淀粉抓匀，放入锅中，滑散，再煮沸时，加盐、鸡精调味，撒上香葱末即成。

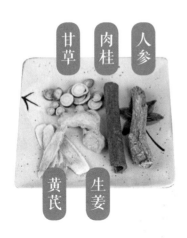

甘草 肉桂 人参
黄芪 生姜

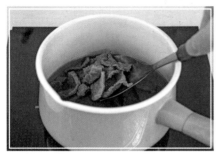

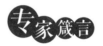

专家箴言

牛肉益气血，强筋骨，健脾胃，补虚劳，尤宜体虚乏力、贫血萎黄者。

人参补元气，益心气，安神志，用于体虚欲脱、气短乏力、肢冷脉微、惊悸失眠、口渴多汗、心力衰竭、心源性休克等。《神农本草经》说它"主补五脏，安精神，止惊悸，除邪气，明目，开心益智"。

黄芪是常用补气药，可固表止汗，托疮生肌，适合气虚乏力、血虚萎黄、体虚自汗、久泻脱肛等虚弱者调养。

肉桂补火助阳，散寒止痛，活血通经，可用于心腹冷痛、虚寒吐泻等阳虚阴寒之症。《名医别录》说它"主心痛，胁风，胁痛，温筋，通脉，止烦、出汗"。

生姜解表散寒，温中止呕，可用于寒凝气滞引起的心腹胀闷疼痛。

甘草补脾益气，缓急止痛，用于倦怠乏力、心悸气短。《药性论》说它"主腹中冷痛，治惊痫，除腹胀满"。《日华子本草》说它"安魂定魄。补五劳七伤，一切虚损、惊悸、烦闷、健忘"。

阴虚内热、血热毒火及有出血倾向者忌用。孕妇慎服。

薤白丹葛猪心汤

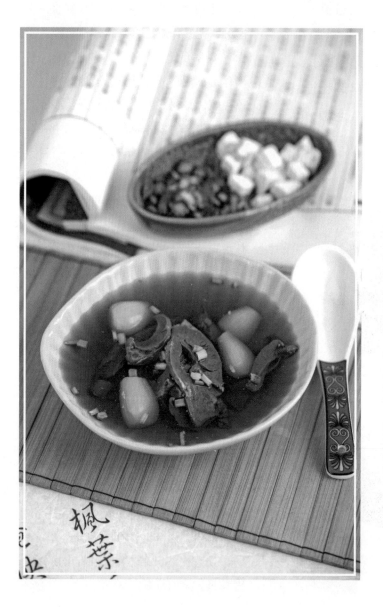

【出处】

民间验方。

【功效】

活血行气，强心安神，用于高血压、冠心病、心绞痛、脑血栓。

【材料】

鲜薤白50克（或干品20克），葛根、丹参各15克，猪心100克，香葱末少许。

【调料】

盐、鸡精各适量。

薤白

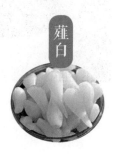

［做法］

1 将丹参、葛根放入锅中，加水煎煮，滤渣取汤汁。

2 猪心切片，焯水后和薤白一起放入锅中，倒入药汁，加适量水烧开，小火煮30分钟，加盐、鸡精调味。

3 盛入汤碗，撒上香葱末即成。

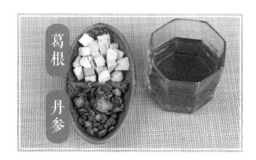

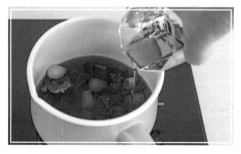

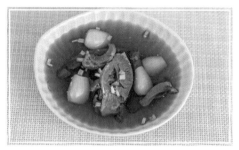

专家箴言

薤白也叫小根蒜、野蒜，可通阳散结，理气宽胸，行气止痛，常用于胸痹心痛彻背、冠心病之胸闷不舒、心绞痛等。《本草纲目》说它"治少阴病厥逆泄痢，及胸痹刺痛，下气散血，安胎。温补助阳道"。现代研究证实，薤白可降血脂，预防动脉硬化，降血压，抗凝血，抗血栓，是一种防治血栓性心血管疾病的良药。

猪心补血虚，安心神，镇恍惚，可用于惊悸怔忡、心虚多汗、心烦不眠，并有强心作用，可增强心肌收缩力，舒张血管，降低血压，抗心律失常及冠心病、高血压、心肌缺血等。

葛根是防治高血压的良药，可解肌退热，生津除烦，常用于高血压所致头痛项强、烦热口渴、头晕耳鸣、肢麻及冠心病、心绞痛、心肌缺血等。

丹参祛瘀止痛，活血通经，清心除烦，适合胸腹刺痛、心烦不眠、冠心病、心绞痛患者调养。

无瘀血及有出血倾向者不宜多吃。

木耳红枣瘦肉汤

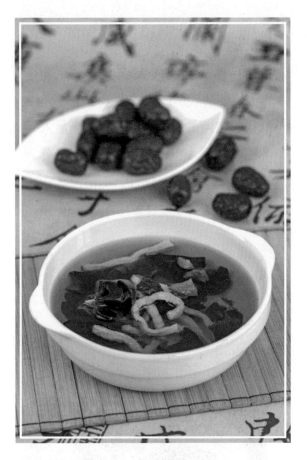

〔出处〕

《补养篇》。

〔功效〕

健脾补气，活血散瘀，用于气虚血瘀所致面色萎黄晦暗、虚弱乏力、津枯血燥。

〔材料〕

猪瘦肉150克，水发木耳50克，大枣30克。

〔调料〕

料酒、淀粉各10克，盐适量。

〔做法〕

1 木耳择洗干净；大枣去核，切丁；猪瘦肉切丝，用料酒、淀粉抓匀上浆。

2 锅中放入木耳、大枣和适量水，煮10分钟，放入肉丝滑散，再煮沸时加盐调味即成。

专家箴言

黑木耳凉血止血，补血活血，润燥利肠，可用于气虚血亏、高血压、高血脂、便秘、便血等。大枣补中益气，养血安神，可用于食少体虚、贫血乏力、心悸怔忡、失眠盗汗。猪肉滋阴润燥，养血补虚，适合血虚津干、火灼燥渴、虚劳羸瘦、肌肤不润者调养。三料合用，既可补气养血，又能活血化瘀。

寒湿便溏者不宜多吃。

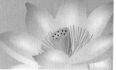

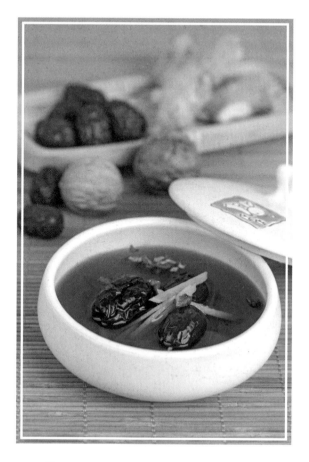

胡桃姜枣汤

〔出处〕

《寿域神方》。

〔功效〕

补肾健脾，化瘀养心，用于气血两虚、寒凝血脉所致心气痛、急心痛。

〔材料〕

核桃仁、大枣各30克，生姜15克。

〔做法〕

1 将核桃仁捣碎，生姜切丝。

2 锅中放入大枣、姜丝、核桃仁，加适量水，煮30分钟即可。

专家箴言

核桃也叫胡桃，可补肾虚，润肠燥，通经脉，强筋骨，抗衰老，常用于肾虚所致血虚精亏、早衰健忘、肠燥便秘等。《医学衷中参西录》说它"其性又能消坚开瘀，治心腹疼痛"。大枣健脾胃，补气血，安心神，尤宜心脾两虚者调养。生姜温中祛湿，散寒止痛，可用于寒湿所致心腹疼痛。

内热火盛、积滞胀满者不宜多吃。

参枣鳝鱼汤

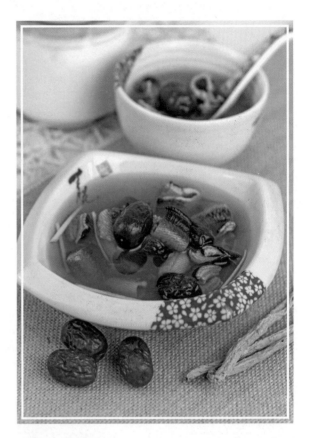

〔出处〕

民间验方。

〔功效〕

补气养血，安心益神，用于心气不足、血虚瘀滞所致气短倦怠、心悸心痛、头晕乏力、风湿性心脏病等。

〔材料〕

鳝鱼肉200克，党参、大枣各20克，姜丝10克。

〔调料〕

盐、鸡精各适量。

〔做法〕

1　将鳝鱼切段，焯水备用。

2　锅中放入党参、大枣，加适量水煮20分钟，拣出党参，放入鳝鱼段、姜丝再煮20分钟，加调料即成。

专家箴言

鳝鱼也叫黄鳝，味甘，性温，可补虚损，除风湿，强筋骨，通血脉，是血虚贫血、痿弱乏力、风寒湿痹者的滋补佳品。党参补中益气，适合心气不足、心悸气短者补益。大枣健脾益气，养血安神，适合贫血、失眠、眩晕者调养。此方适合心气不足及血虚瘀滞者，可改善心悸气短、血瘀心痛等心脏病症状，尤宜风湿性心脏病患者。

虚热及外感病患者不宜多吃。

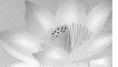

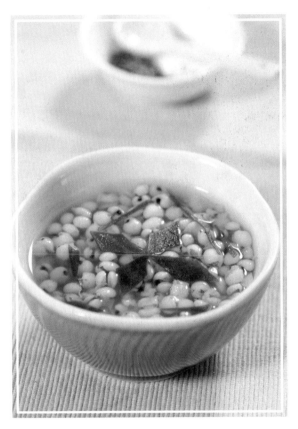

海带薏仁汤

〔出处〕

民间验方。

〔功效〕

强心利湿，活血软坚，用于高血压、冠心病、风湿性心脏病、水肿。

〔材料〕

薏苡仁、海带各30克。

〔调料〕

盐适量。

〔做法〕

1 海带洗净，切片；薏苡仁洗净。

2 锅中放入薏苡仁、海带，加适量水，煮30分钟，加盐调味即可。

专家箴言

薏苡仁也叫薏米，可健脾渗湿，除痹止泻，清热排脓，常用于水肿、小便不利、湿痹拘挛等湿热证。《本草新编》中说它"最善利水，不至损耗真阴之气，凡湿盛在下身者，最宜用之"。其也有降血压作用。海带可软坚散结，消痰利水，对降血压、降血脂、消水肿、抗凝血十分有益。

此汤除湿消肿效果好，尤宜高血压、冠心病及风湿性心脏病所致下肢水肿者。

孕妇不宜食用。

双耳汤

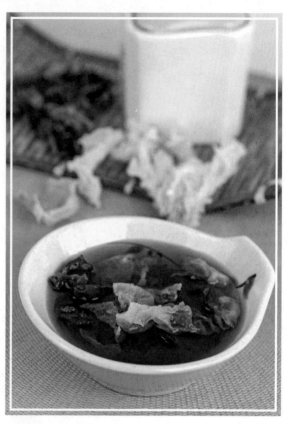

〔出处〕

民间验方。

〔功效〕

滋阴润燥，活血化瘀，降脂通肠，净化血管，用于血瘀所致高血压、高血脂、动脉硬化、冠心病。

〔材料〕

水发银耳、黑木耳各50克。

〔调料〕

红糖20克。

〔做法〕

1 将水发银耳、黑木耳分别择洗干净。

2 锅中放入银耳和黑木耳，加适量水，煮30分钟，放入红糖略煮即成。

专家箴言

银耳也叫白木耳，可益气，养阴，润燥，常用于虚热口渴、大便秘结、高血压、血管硬化等。银耳还有促进造血、抗凝血、抗血栓的作用，有利于预防心血管疾病。黑木耳既能凉血止血，又能补血活血，可化血瘀，抗凝血，抗血栓，降血脂。红糖是活血化瘀的常用材料。

虚寒溏泄者慎服。

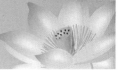

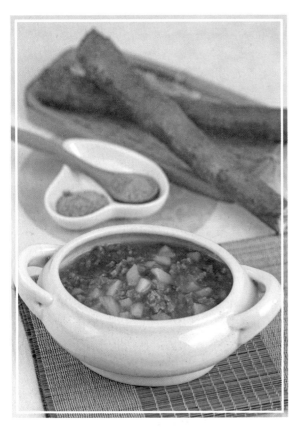

三七牛肉羹

〔出处〕

民间验方。

〔功效〕

活血通络，祛瘀降脂，用于血瘀心痛、高血脂、心绞痛频发、心律不齐等。

〔材料〕

牛肉、鲜山药各100克，三七粉2克，葱花少许。

〔调料〕

酱油、淀粉、盐、胡椒粉各适量。

〔做法〕

1 将牛肉洗净，剁成馅；鲜山药去皮，洗净，切丁。

2 锅中倒油烧热，下葱花炝锅，入牛肉馅炒变色，倒酱油和适量水烧开，放山药丁煮10分钟，加盐、胡椒粉调味，勾芡即成。

专家箴言

三七可散瘀止血，消肿定痛，常用于胸腹刺痛及各种出血证，是治疗冠心病、心绞痛以及高血压、眼底出血的常用药。山药可健脾益肾，生津润燥，是气阴双补的食疗品，适合气虚体弱、虚热烦渴、食少便溏者调养。牛肉补中益气，养血生肌，强筋壮骨，尤宜中气不足、血脉失养者补益。

此羹能补气血，散瘀血，止心痛，可作为心绞痛频发者的日常食疗方。

孕妇慎用三七。

莲藕
红糖羹

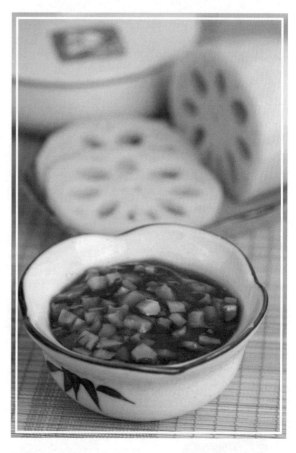

〔出处〕

民间验方。

〔功效〕

补血活血，化瘀止痛，安神
除烦，用于心烦口渴及血瘀
所致心腹疼痛。

〔材料〕

莲藕150克。

〔调料〕

淀粉15克，红糖20克。

〔做法〕

1 将莲藕去皮，洗净，切丁。
2 锅中倒入水烧开，放入莲
　藕丁煮15分钟，放入红
　糖，再略煮，勾芡即成。

专家箴言

莲藕生用可凉血散瘀，止渴除烦，常用
于心烦口渴及各种出血证。《名医别录》说
它"主热渴，散血，生肌"。《药性论》说
它"能消瘀血不散"。

红糖可补中缓肝，活血散瘀，常用于虚
寒、血瘀所致心腹疼痛。《随息居饮食谱》
说它"散寒活血，舒筋止痛"。

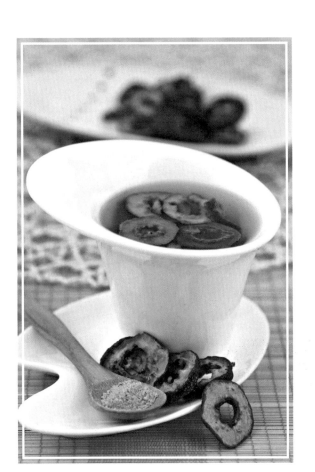

楂七饮

[出处]

民间验方。

[功效]

化瘀，活络，止痛，用于心络瘀阻所致高血脂、冠心病、心绞痛等。

[材料]

山楂干20克，三七粉2克。

[做法]

将山楂洗净，与三七粉一起放入保温杯中，冲入沸水，盖闷30分钟后代茶饮用。

专家箴言

　　三七化瘀止血，消肿定痛，有凝血、止血、增加冠状动脉血流量、减慢心率、减少心肌氧消耗的作用，适用于胸腹刺痛、高血压、冠心病、心绞痛等。山楂能强心，散瘀血，消滞血痛胀，常用于高血脂、动脉硬化、心腹刺痛。二者合用，既可活血，又可止血，是防治心脉瘀阻所致心血管疾病的良方。

　　孕妇不宜饮用。

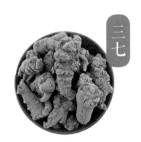

三七

生脉饮

〔出处〕
《医学启源》。

〔功效〕

益气复脉，养阴生津，除烦解热，用于气阴两亏、虚热烦渴、心神烦闷、心悸气短、脉微自汗、失眠等。

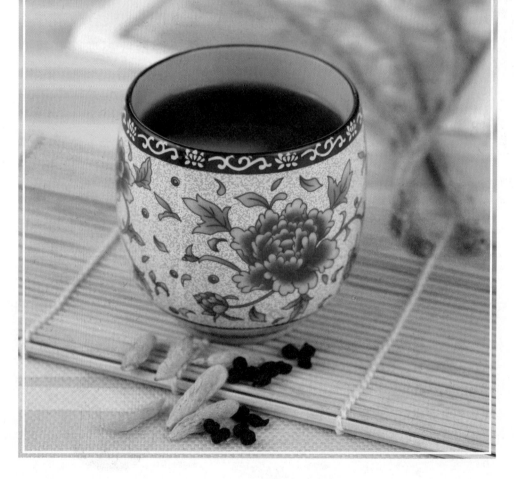

【材料】

麦冬12克，党参、五味子各10克。

【做法】

1 将所有材料一起放入锅中，加适量水煎煮，滤渣后取汤汁饮服。

2 每日1剂，分数次饮服，饭前饮用较好。

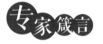

专家箴言

生脉饮为治疗心血管疾病的常用方。主要作用为益气复脉，养阴生津，适合气阴两亏、心悸气短、脉微自汗者，对神疲乏力、心律不齐、头晕目眩、失眠多梦、肢体拘紧、口干烦渴、大便秘结等也有疗效。

原方中为"人参，麦冬，五味子"，这里用党参（上党人参）代替人参，药力更温和，适合症状较轻的患者日常调养。

实邪气滞、脾虚吐泻、腹胀便溏、咳嗽痰多及感冒者不宜多饮。

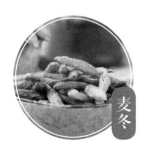
麦冬

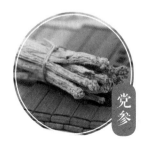
党参

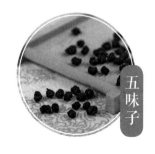
五味子

麦冬也叫麦门冬，可养阴生津，润肺清心，常用于心阴不足所致心悸易惊、心烦失眠，也用于热病津伤口渴、内热消渴、肠燥便秘等。

党参为补气药，兼能补血，可用于气血亏虚所致贫血、心悸气短、心肌缺血、体倦无力、烦渴、自汗、失眠等，在日常食疗中常代替人参使用。

五味子收敛固涩，益气生津，补肾宁心，常用于自汗盗汗、津伤口渴、气短脉虚、心悸失眠等。现代研究证实，其有加强和调节心肌细胞、改善心肌营养的作用。

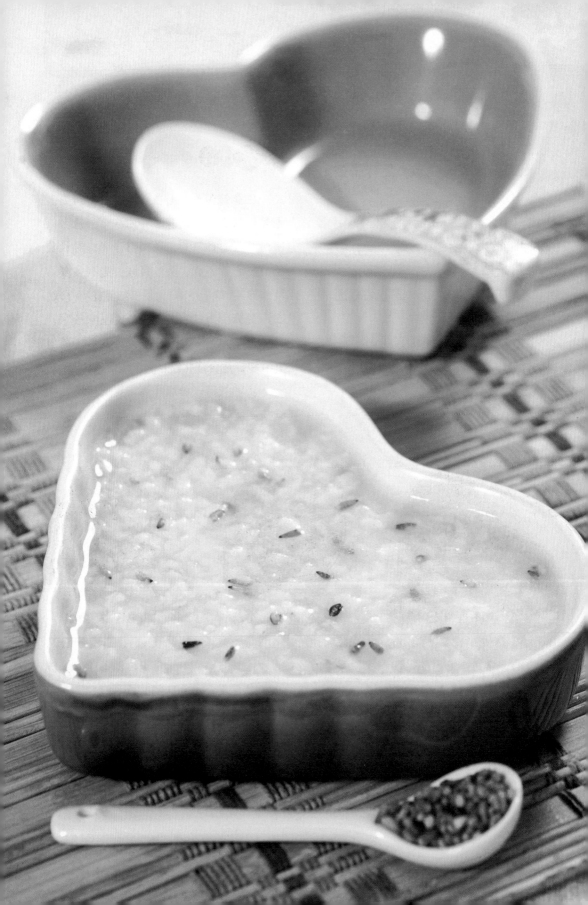

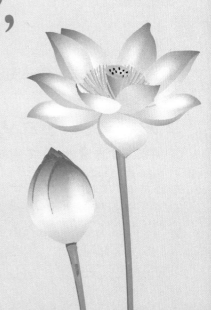

陆

调情志，安心神，
宁心静气少烦忧

用于心神不宁、心烦失眠、抑郁、健忘、痴呆、狂躁、神昏、神志异常等心神扰动者。

茯神粥

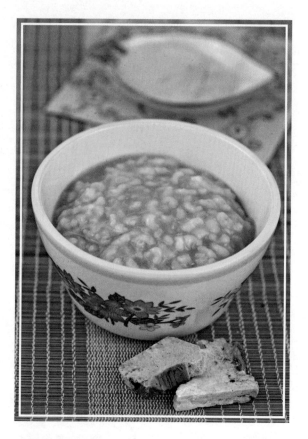

[出处]

《太平圣惠方》。

[功效]

除烦止狂，用于心胸气结、心神不宁、心虚烦热、精神恍惚、神不守舍、烦躁抑郁、狂言惊悸、失眠。

[材料]

茯神15克，粳米100克。

[调料]

白糖适量。

[做法]

1 将茯神捣为末；粳米淘洗干净。

2 茯神末和粳米一起放入锅中，加适量水，共煮成粥，加入白糖调味即可。

专家箴言

茯神为白茯苓菌核中间抱有木心的部分，可宁心安神，镇静助眠，常用于心神不安、心虚惊悸、健忘、失眠、惊痫等。《名医别录》说它"主辟不祥，治风眩、风虚、五劳、七伤、口干，止惊悸，多恚怒，善忘，开心益智，安魂魄，养精神"。《药性论》说它"主惊痫，安神定志，补劳乏"。

肾虚小便不利或不禁、虚寒滑精者不宜多吃。

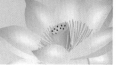

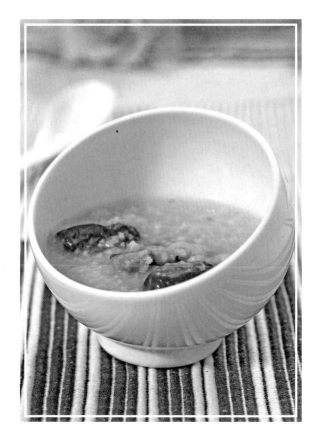

红枣茯神粟米粥

〔出处〕

《太平圣惠方》。

〔功效〕

清热除烦，通窍安神，用于情志不调、恍惚不乐、惊悸不眠、睡卧不安。

〔材料〕

红枣30克，茯神15克，粟米（小米）100克。

〔做法〕

将红枣擘破、去核，茯神研成粉末，与粟米一起放入锅中，加适量水，共煮成粥即可。

专家箴言

茯神安神定志的效果好。《药品化义》说它"如心气虚怯，神不守舍，惊悸怔忡，魂魄恍惚，劳怯健忘，俱宜温养心神，非此不能也"。《本草纲目》中说"治心病必用茯神"。

大枣补气血，安心神，除烦躁。粟米和中益气，除热毒，解烦闷。二者与茯神共煮粥，可加强安神除烦的功效，尤宜心烦失眠者。

积滞、中满、肾虚尿频、滑精者不宜多吃。

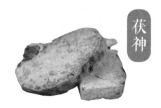

茯神

酸枣仁粥

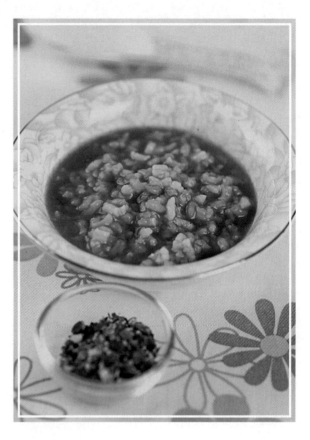

〔出处〕

《饮膳正要》。

〔功效〕

养心安神，助眠，用于虚烦不眠、惊悸多梦、自汗盗汗、津亏口渴、顽固性失眠。

〔材料〕

炒酸枣仁15克，粳米100克。

〔做法〕

1 将炒酸枣仁捣碎，加水煮20分钟，去渣留汤。

2 汤中放入淘洗好的粳米，补足水分，煮成粥即可。

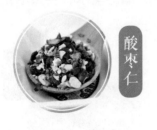

酸枣仁

专家箴言

酸枣仁为安神药，可宁心安神，敛汗生津，镇静催眠，抗惊厥，降血压，常用于虚烦不眠、惊悸多梦、体虚多汗、烦渴、心律失常、心肌缺血等。《名医别录》说它"主烦心不得眠。"《本草纲目》说它"熟用疗胆虚不得眠，烦渴虚汗之证"。故炒熟用疗效更好。

此粥可作为每日晚餐的主食食用，安神助眠效果好，可替代安眠镇静药长期服用。

凡有实邪郁火及滑泄症者慎服。

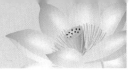

生地枣仁粥

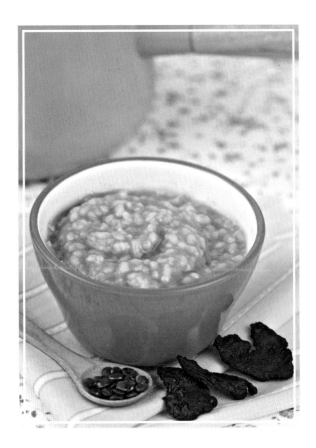

〔出处〕

《饮膳正要》。

〔功效〕

除烦安神，用于虚劳骨蒸、四肢无力、羸瘦、心烦不得卧睡。

〔材料〕

生地黄10克，酸枣仁15克，粳米100克。

〔调料〕

白糖少许。

〔做法〕

1 将生地黄、酸枣仁放入锅中，加适量水煮30分钟，滤渣留汤。

2 汤中倒入淘洗好的粳米，煮至粥将成时加入白糖，再略煮即可。

专家箴言

酸枣仁可宁心安神，是虚烦不眠、惊悸怔忡、神经衰弱者的良药。生地黄清热凉血，养阴生津，可用于热病烦渴、阴虚内热、骨蒸劳热、内热消渴、吐血等。二者合用煮粥，适合阴虚内热所致的虚烦失眠、低热、消瘦、心悸、健忘、口燥咽干、乏力者。晚间食用，助眠效果尤佳。

虚寒便溏者不宜多吃。

安神二枣核桃粥

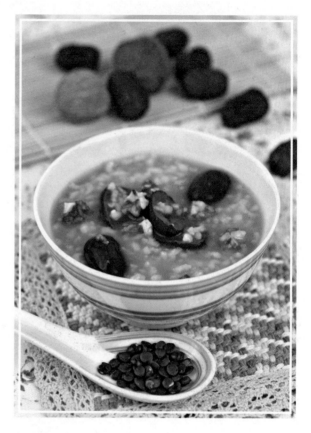

〔出处〕

民间验方。

〔功效〕

养肝肾，健脾胃，安心神，用于心肾亏虚、血虚所致的心悸、失眠、心烦。

〔材料〕

酸枣仁、大枣、核桃仁各20克，粳米100克。

〔做法〕

1 将酸枣仁捣碎，加水煮20分钟，去渣留汤。

2 汤中放入淘洗好的粳米、劈破的大枣、切碎的核桃仁，补足水分，共煮成粥即可。

专家箴言

　　酸枣仁是宁心安神、镇静助眠的良药。大枣养血补虚，安养心神。核桃仁补肾，润燥，益肺，健脑，是补虚佳品。三料一起煮粥，既可补虚，又能安眠，适合心肾亏虚、心烦失眠者调养，对健忘、倦怠乏力、日渐消瘦、苍白萎黄、体弱腿软等症状也有改善作用。

　　有实邪郁火、湿盛中满、便溏、腹泻者不宜多吃。

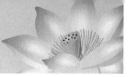

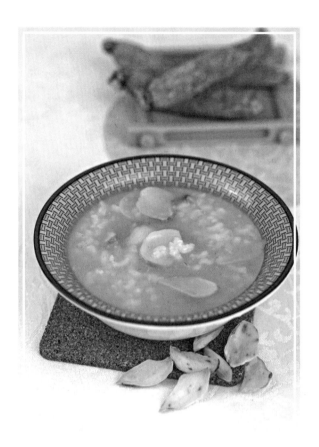

人参百合粥

[出处]

民间验方。

[功效]

益气补心，润肺安神，用于心气阴两虚所致的心悸气短、烦渴神疲、心神不宁、失眠健忘、神经衰弱、癔症等。

[材料]

人参粉3克，干百合25克，粳米100克。

[调料]

冰糖适量。

[做法]

1 将粳米淘洗干净；干百合洗净。

2 锅中放入粳米和百合，加适量水，煮至粥稠时放入人参粉、冰糖，再略煮即成。

专家箴言

百合是养阴清心、镇静安神的常用材料，对百合病，即余热未清或情志不遂所致的虚烦惊悸、精神恍惚、失眠多梦等有特效。《神农本草经》说它"主邪气腹胀、心痛"。《日华子本草》说它"安心，定胆，益志，养五脏。治癫邪啼泣、狂叫、惊悸"。人参可益气，生津，安神，强心，补心气不足，止津伤口渴，缓解惊悸失眠、神经衰弱、心力衰竭、神疲乏力等。

外感风寒、内有实热者不宜多吃。

合欢百合粥

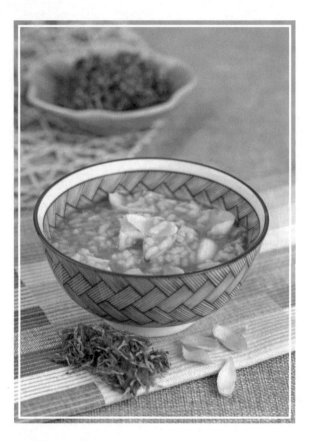

[出处]

民间验方。

[功效]

解郁安神，养心润肺，用于抑郁、恍惚、失眠多梦。

[材料]

合欢花10克，干百合15克，粳米100克。

[做法]

1 将合欢花加适量水煎煮20分钟，滤取煎汤。

2 汤汁加入淘洗净的粳米和百合，共煮成粥。

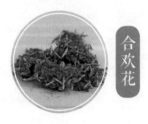

合欢花

专家箴言

合欢花安神解郁，活血，消痈肿，常用于忿怒忧郁、虚烦不安、失眠、健忘。《神农本草经》说它"安五脏，和心志，令人欢乐无忧"。百合养阴润肺，清心安神，用于虚烦惊悸、失眠多梦、精神恍惚。此粥适合肝郁胸闷、忧思不乐、失眠多梦、健忘、头痛、情绪不稳定、容易激动、精神恍惚、神经衰弱者，睡前1小时食用最佳。

中寒泄泻者不宜多食。

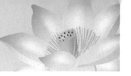

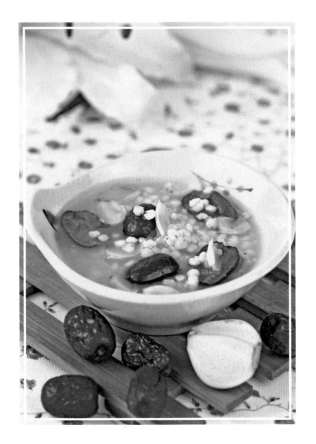

百枣安神粥

〔出处〕

民间验方。

〔功效〕

养心安神，健脾和胃，养阴补虚，用于心脾亏虚所致体倦、食少、恍惚、失眠。

〔材料〕

鲜百合、大枣各30克，秫米100克。

〔做法〕

1 将秫米淘洗干净；百合洗净，择瓣；大枣劈破，去核。

2 以上材料一起放入锅中，加适量水，大火烧开，撇去浮沫，改小火煮30分钟，至粥成即可。

专家箴言

秫米为粱或粟的种子之粘者，具有祛风除湿、和胃安神、解毒敛疮、通利大肠的功效，常用于胃气不和引起的夜寐不安。《滇南本草》说它"日夜寒热不得眠者宜用"。百合清心安神，养阴润肺，清热除烦。大枣健脾养血，安养心神。三料一起煮粥，适合心脾亏虚、胃气不和、夜不得眠、精神恍惚、体倦食少者食用。

秫米较黏滞，消化不良者不宜多吃。

柏子仁粥

〔出处〕

《粥谱》。

〔功效〕

养心安神，润肠通便，用于
血虚阴亏所致失眠、心悸、
大便燥结。

〔材料〕

柏子仁15克，粳米100克。

〔调料〕

蜂蜜适量。

〔做法〕

1 将柏子仁洗净，稍捣后，
  同粳米一起放入锅中，加
  适量水，同煮成粥。

2 待粥将熟时加入蜂蜜，再
  稍煮即可。

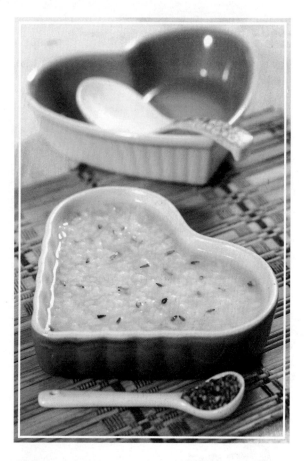

专家箴言

　　柏子仁为侧柏的种仁。可养心安神，止
汗，润肠，常用于虚烦失眠、心悸怔忡、阴
虚盗汗、肠燥便秘等。《神农本草经》说它
"主惊悸，安五脏，益气，除湿痹"。《名
医别录》说它"疗恍惚……益血止汗"。
《本草纲目》说它"养心气，润肾燥，益智
宁神"。

　　痰多及大便溏泄者不宜多食。

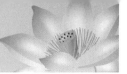

小麦粥

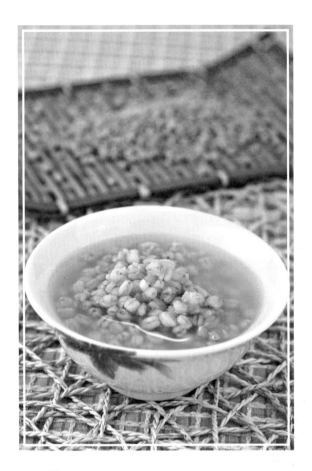

〔出处〕

《食医心鉴》。

〔功效〕

养心除烦，止渴，用于心烦、脏躁、消渴口干。

〔材料〕

小麦100克。

〔做法〕

将小麦淘净干净，放入锅中，加适量水，煮至粥成。

专家箴言

　　小麦可养心除烦，健脾益肾，除热止渴，常用于脏躁、烦热、消渴口干等虚热证。《名医别录》说它"除热，止燥渴，利小便"。《本草再新》说它"养心，益肾，和血，健脾"。《太平圣惠方》中说"小麦饭治烦热，少睡，多渴"。此方适合虚热烦渴、失眠者，更年期女性尤宜。

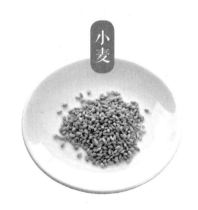

小麦

莲子锅蒸

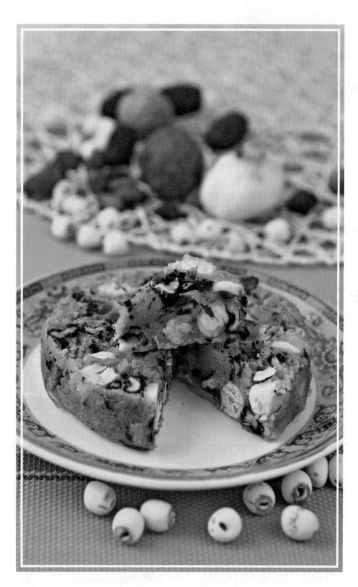

〔出处〕

民间验方。

〔功效〕

养心安神，健脾开胃，用于忧思过度、情志不和、伤及五脏所致气血不足、精神萎靡、食少久泻、睡卧不安、心烦气短。

〔材料〕

莲子20克，鲜百合、核桃仁各15克，玫瑰花3克，大枣10克，面粉200克。

〔调料〕

泡打粉2克，白糖30克。

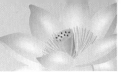

[做法]

1 莲子煮软，核桃仁捣碎，大枣劈破，同鲜百合、面粉一起放入大碗中，加入调料，倒入玫瑰花瓣泡的水。

2 所有材料搅拌均匀后倒入蒸盆中，静置30分钟饧发。

3 将蒸盆放入冷水蒸锅，点火加热，开锅后30分钟即可出锅。切成小块，装盘食用。

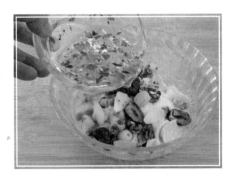

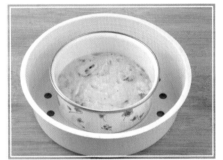

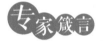 专家箴言

莲子补脾止泻，益肾涩精，养心安神，对于心、脾、肾亏虚者有很好的补益作用，尤宜调养烦闷心悸、失眠多梦、脾虚久泻等不适。《神农本草经》说它"主补中，养神，益气力"。《本草纲目》说它"交心肾，厚肠胃，固精气，强筋骨，补虚损，利耳目，除寒湿，止脾泄久痢，赤白浊，女人带下崩中诸血病"。

百合养阴润肺，清心安神。核桃仁健脑益智，补肾润燥。大枣健脾养胃，养血安神。玫瑰花行气解郁，和血散瘀，善缓解情绪抑郁、肝胃气痛。

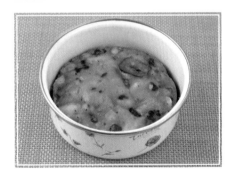

以上材料合用蒸饼作主食，适合脾胃虚弱、气血不足、食少久泻、倦怠乏力、心烦气短、失眠不安、遗精、崩漏、带下、燥咳者每日食用，坚持连服15日见效。

中满腹胀、脾胃积滞者不宜多吃。

酸枣仁烤饼

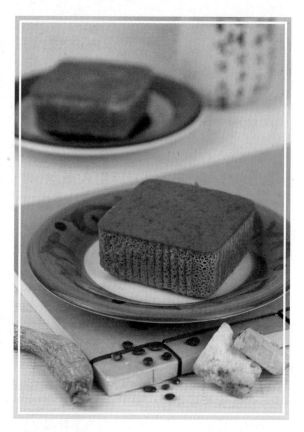

〔出处〕

《太平圣惠方》。

〔功效〕

祛风散热，用于风热、心胸烦闷、不得睡卧。

〔材料〕

酸枣仁30克，人参、茯神各15克，糯米粉、白面各250克。

〔调料〕

红糖50克，泡打粉5克。

〔做法〕

1 将酸枣仁、人参、茯神共研成粉，与糯米粉、白面、红糖、泡打粉混合均匀，加适量水，和成稠面糊，灌入模具中。

2 将模具码上烤盘，放入烤箱，设置上下火，180℃，烤20分钟即成。

专家箴言

酸枣仁可补肝，宁心，敛汗，生津。现代研究证实，其有镇静、催眠、镇痛、抗惊厥、降体温、降血压的作用，有助于调理虚烦不眠、惊悸多梦、体虚多汗、津伤口渴等症状。人参可补元气，生津液，强心脉，适合心虚体弱、惊悸失眠、津伤口渴、心力衰竭者。茯神也是宁心安神的良药，常用于心悸怔忡、失眠健忘等。

有实邪郁火及肝火旺盛烦躁者不宜多吃。

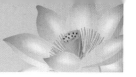

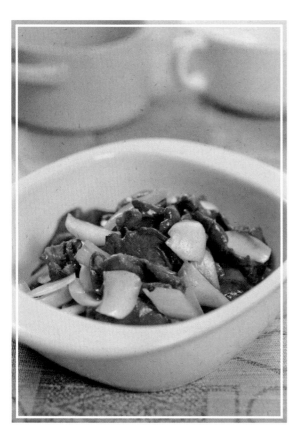

百合炒鸡心

[出处]

民间验方。

[功效]

补虚养血，宁心安神，用于情志不调、失眠、心悸。

[材料]

鲜百合30克，鸡心100克，油菜梗50克。

[调料]

葱花少许，酱油、料酒、淀粉各10克、香油、盐各适量。

[做法]

1 将油菜梗洗净，切片；百合择成片；鸡心洗净，切片后用酱油、料酒抓匀。

2 锅中倒油烧热，煸香葱花，放鸡心炒至变色，放百合、油菜梗略炒，加盐，勾芡，淋香油出锅。

专家箴言

　　百合可养阴润肺，清心安神，常用于虚烦惊悸、失眠多梦、精神恍惚，是治疗百合病（以神志恍惚、精神不定为主要表现的情志病）的特效药。鸡心可养心补血，镇静心神，强心除烦。油菜可散血消肿，清热解毒，润燥通便。以上材料合用，适合长期情志不舒所致精神恍惚、情绪不稳定、失眠、心悸者，百合病患者也可常食。

　　风寒痰咳者不宜多吃。

玫瑰
炖鸡心

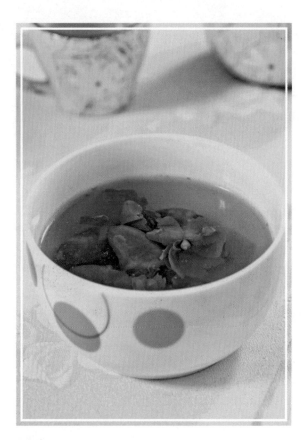

〔出处〕

民间验方。

〔功效〕

安神解郁，用于抑郁、烦躁、失眠、心悸。

〔材料〕

玫瑰花5克，鸡心100克，葱段、姜片各20克。

〔调料〕

酱油、料酒各10克，白糖、盐、胡椒粉各适量。

〔做法〕

1 鸡心焯水后放入锅中，加适量水烧开，去浮沫，放入葱段、姜片、酱油、料酒、白糖，小火煮30分钟。

2 拣出葱段、姜片，放入玫瑰花，加盐、胡椒粉，继续煮10分钟即成。

专家箴言

鸡心有补心安神、养血补虚、镇静降压、理气舒肝的功效，搭配行气解郁、和胃止痛的玫瑰花，适合情志不调、心神不宁、肝郁气滞、烦躁抑郁、肝胃气痛、睡卧不安、心悸怔忡者调养。有贫血、血虚萎黄、精神萎靡者也宜食用。

玫瑰花为活血品，孕妇不宜食用。

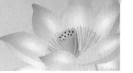

猪心枣仁汤

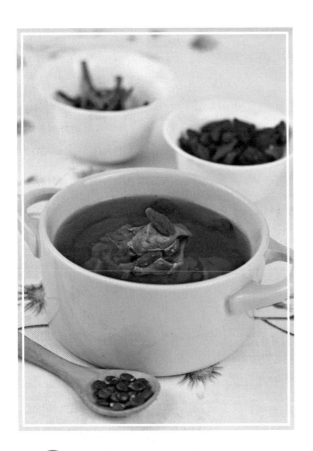

[出处]

民间验方。

[功效]

补血养心，用于心肝血虚、神经衰弱、心悸失眠。

[材料]

猪心150克，酸枣仁、茯神各15克，远志、枸杞子各5克。

[调料]

盐、鸡精、胡椒粉各适量。

[做法]

1 猪心切片，焯水后洗净。

2 将酸枣仁捣碎，茯神、远志洗净，加水煎煮后去渣留汤。

3 汤中放入猪心，小火煮30分钟，放入枸杞子，再煮15分钟，加调料调味即可。

专家箴言

猪心可补益心血，镇静心神。酸枣仁、茯神是养心安神的常用药。远志能安神益智，常用于心肾不交引起的失眠多梦、健忘惊悸、神志恍惚。枸杞子有益肝肾、养阴血的作用。

此汤适合心肝血虚所致心悸怔忡、心烦失眠、多梦不宁等神经衰弱症状者常食，晚间食用对促进入睡、提高睡眠质量有益。

有实邪郁火及患有滑泄症者不宜多吃。

莲子百合猪心汤

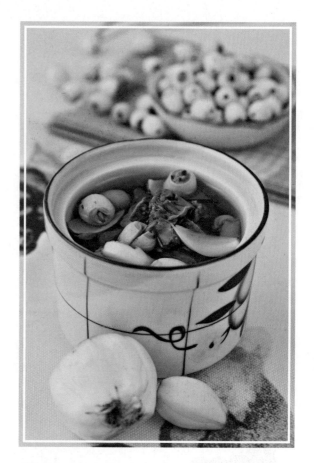

［出处］

民间验方。

［功效］

润肺养心，安神定魄，用于情志异常、精神恍惚、失眠。

［材料］

鲜百合30克（或干品10克），带心莲子30克（或干品10克），猪心150克。

［调料］

冰糖20克。

［做法］

1 猪心洗净，切片，焯水备用；带心莲子加水煮软；鲜百合择洗干净。

2 所有材料放入蒸碗中，上蒸锅，大火蒸1小时即成。

专家箴言

百合、莲子均为安神除烦的良药；莲子心有去心火的作用，所以选用带心莲子更好；猪心可调养心虚血亏、心神不宁。

此汤适合心肺阴虚、心神失养所致的时哭时笑、情绪不稳定、失眠难安、心悸、神志恍惚、肺燥久咳、干咳少痰者食用。

风寒痰咳者不宜多吃。

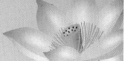

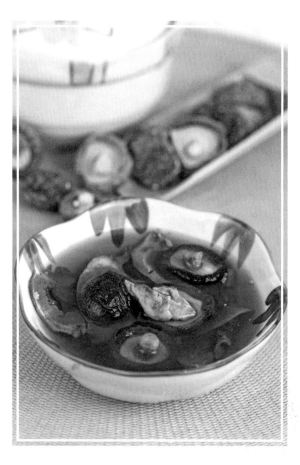

香菇猪心汤

〔出处〕

《证治要诀》。

〔功效〕

益气补血，养心安神，用于心虚惊悸、不眠、自汗。

〔材料〕

猪心150克，干香菇15克。

〔调料〕

盐、胡椒粉各适量。

专家箴言

　　猪心可养心安神，补虚劳，镇恍惚，止惊悸，常用于惊悸怔忡、自汗、失眠、神志恍惚、举止癫狂。

　　原方中只是用猪心煮食，为了改善口味和增加健脾胃的作用，本方中加入了香菇，健体补虚的效果更好。《日用本草》说香菇"益气，不饥，治风破血"。气血两虚及血瘀者皆宜食用。

〔做法〕

1 将猪心洗净，切片，焯水。

2 锅中放入猪心片和干香菇，加适量水，煮40分钟，放入盐、胡椒粉调味即成。

甘麦大枣汤

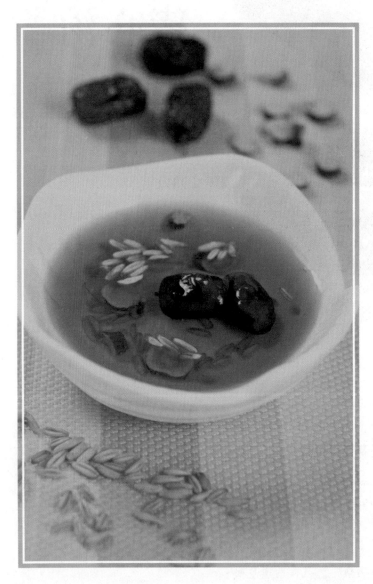

[出处]

《金匮要略》。

[功效]

补脾益气，养心安神，用于心脾亏虚所致精神不振、情志恍惚、悲伤欲哭、情绪易波动、心中烦乱、睡眠不安，尤宜更年期女性。

[材料]

小麦30克，大枣、甘草各10克。

[调料]

白糖适量。

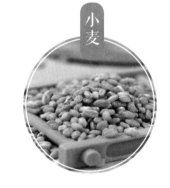

小麦

[做法]

1 将甘草放入料包中；大枣擘破，去核。二者一同入锅，加适量水，煎煮20分钟。

2 取出料包，煎汁中放入小麦，继续煮20分钟，加白糖调味即可。

专家箴言

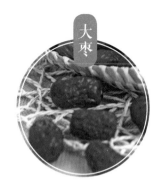

大枣

此方是治妇人脏躁、调理情志病的名方，常用于因精神刺激或心脾亏虚所致精神恍惚、心神不宁、多疑易惊、悲忧善哭、喜怒无常等。现代常用于癔病、更年期综合征（如有潮热多汗、心情烦躁等症状）、神经衰弱，属心阴不足者。

小麦味甘，性微寒，可养心，益肾，除热，止渴，为此方的主料。《名医别录》说它"除热，止燥渴，利小便"。小麦也可用浮小麦代替。浮小麦为干瘪轻浮的小麦，水淘浮起者。可止虚汗，养心安神，用于体虚多汗、脏躁症，疗效更优于小麦。《本草纲目》说它"益气除热，止自汗盗汗，骨蒸虚热，妇人劳热"。

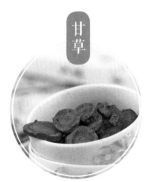

甘草

甘草甘润缓急，可补脾气，养心气，常用于心虚、心悸。大枣味甘，性温，可补中益气，养血安神，润燥除烦。甘草、大枣配合小麦，可增强养心安神、补脾益气的作用。一般每日晚餐食用，连食5～7日见效。

湿盛中满、有积滞者不宜多吃。

《金匮要略·妇人杂病脉证并治》中说："妇人脏躁，喜悲伤欲哭，象如神灵所作，数欠伸，甘麦大枣汤主之。"

麦枣百合鸡汤

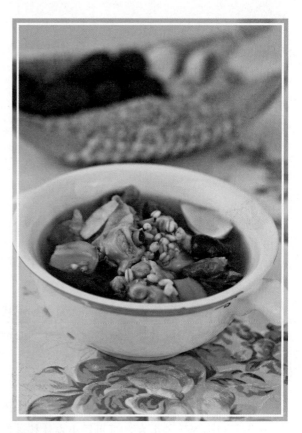

[出处]

民间验方。

[功效]

清心安神，养肝缓急，用于忧虑过度、心阴受损所致妇人脏躁以及更年期综合征、神经衰弱等。

[材料]

鸡肉块200克，小麦40克，大枣（去核）6个，鲜百合30克，龙眼肉8克。

[调料]

盐适量。

[做法]

1 鸡肉块焯水后和小麦、大枣入锅加水，大火烧开，改小火煮1小时。

2 放入龙眼肉和百合，再煮15分钟，加盐调味即可。

专家箴言

小麦、大枣、百合、龙眼肉均是安神良药，搭配养血补虚的鸡肉汤，是阴血虚弱型情志失调者的理想调养品，适合忧虑过度、心阴受损、神不守舍、言行失常、精神恍惚、易悲欲哭、心中烦乱、坐卧不安、喜怒无常者。更年期综合征、神经衰弱、经前期紧张症、癔症、精神分裂症患者也宜食用。

肝火郁结引起的烦躁易怒、心火上炎所致心中烦乱者不宜多吃。

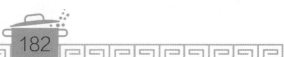

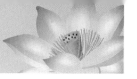

芹菜枣仁汤

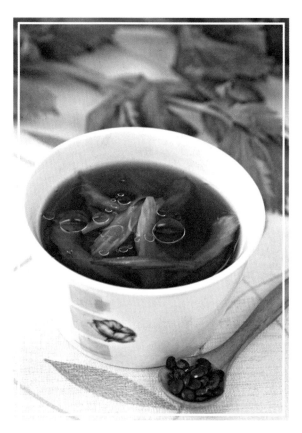

专家箴言

　　芹菜有平肝凉血、降压镇静的功效，常用于高血压、烦躁失眠、眩晕头痛、面红目赤等。芹菜搭配宁心安神的酸枣仁，可增强消除烦躁、镇静安眠的作用，适合神经衰弱、心神不宁、血压偏高、心烦失眠、惊悸多梦者。晚间食用可有效促进睡眠。

　　血压偏低、有滑泄症者不宜多食。

〔出处〕

民间验方。

〔功效〕

养肝，镇静，宁心安神，促进睡眠，用于神经衰弱、亢奋烦躁、惊悸失眠。

〔材料〕

芹菜100克，酸枣仁15克。

〔调料〕

盐、香油各适量。

〔做法〕

1　将酸枣仁捣碎，加水煎煮20分钟，去渣留汤。

2　汤中放入洗净、切段的芹菜，再煮2分钟，加调料调味即可。

百合地黄蛋汤

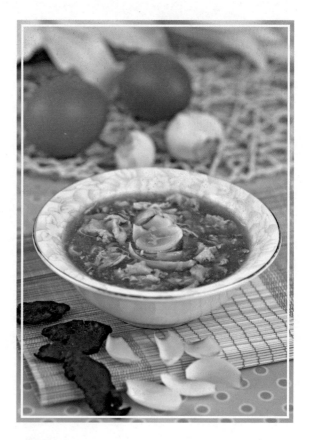

〔出处〕

《金匮要略》。

〔功效〕

滋阴润燥，降逆除烦，用于百合病、虚烦不眠、神经衰弱、癔症。

〔材料〕

鲜百合20克，生地黄10克，鸡蛋1个。

〔调料〕

淀粉、蜂蜜各适量。

〔做法〕

1 生地黄放入锅中，加水煮30分钟，滤渣留汤。

2 汤中放入洗净的百合，再煮10分钟，加淀粉勾芡，倒入打散的鸡蛋液搅匀，煮沸盛出，加蜂蜜调味即成。

专家箴言

百合养阴润肺，清心安神，是治疗百合病之心神不安、精神恍惚、虚烦惊悸、失眠多梦的常用药。《金匮要略》中分别记载有"百合地黄汤"和"百合鸡子汤"，这里将两方合用。百合清心安神，生地黄养阴除热，鸡蛋滋阴润燥，适合久郁化火伤阴、心肺阴虚、虚火内扰所致百合病及神经衰弱、精神分裂、癔症者。

风寒痰嗽、便溏者不宜多吃。

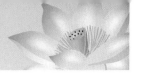

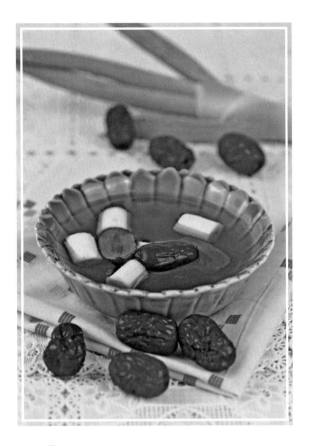

葱白大枣汤

〔出处〕

《圣济总录》。

〔功效〕

补中益气，养血安神，安和脾胃，用于津液耗伤、血虚气乱所致神经衰弱、心胸烦躁、睡卧不安。

〔材料〕

大葱白30克，大枣20克。

〔做法〕

1 将大枣洗净，擘破，去核，放入锅中，加适量水，大火烧开，煮30分钟。

2 再加入洗净的大葱白，小火煮15分钟即可。

专家箴言

大葱白提振阳气，散寒解表。大枣健脾和胃，养血安神。二者合用，能调和胃气，安养心神。《圣济总录》说此方可治"霍乱（指大吐大泻、非传染性肠胃炎等）后烦躁，卧不安"。《补缺肘后方》说此方治"霍乱心腹胀痛，烦满短气，未得吐下"。现代也可用于血虚气郁、脾胃不和所致的虚烦失眠。

湿盛中满、内有积滞、火热烦躁、表虚多汗者不宜多吃。

安神
定志汤

〔出处〕

《种杏仙方》。

〔功效〕

安神定志，用于心神不宁、失眠健忘、神志昏乱、心悸、精神异常。

〔材料〕

远志、炒酸枣仁各10克，去心莲子20克。

〔调料〕

冰糖适量。

〔做法〕

1 将远志、炒酸枣仁装入调料包，和莲子一同放入锅中，加适量水，煮1小时。

2 捡去调料包，放入冰糖，再稍煮即可。

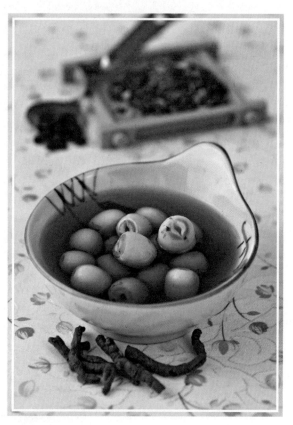

专家箴言

远志可安神益智，祛痰，解郁，常用于痰阻心窍所致神志昏乱或心肾不交引起的失眠多梦、健忘惊悸、神志恍惚。《名医别录》说它"定心气，止惊悸"。《滇南本草》说它"养心血，镇惊，宁心，散痰涎"。《本草再新》说它"行气散郁，并善豁痰"。酸枣仁、莲子也是安神常用材料，合用可使心神安定。睡前半小时服用尤佳。

心肾有火、阴虚阳亢者不宜多吃。

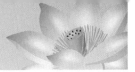

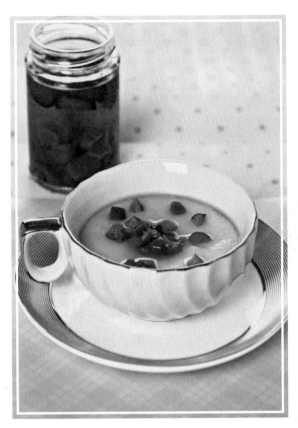

龙枣蒸蛋羹

〔出处〕

民间验方。

〔功效〕

补脾气，养心血，用于忧思过度伤及心脾所致的失眠惊悸、倦怠萎靡、食少消瘦及产后抑郁。

〔材料〕

龙眼肉、大枣各 10 克，鸡蛋 2 个。

〔调料〕

盐适量。

〔做法〕

1 将大枣去核，与龙眼肉一同煎煮，取汤汁，果肉切丁。

2 汤汁倒入蒸碗，打入鸡蛋，加盐，搅打均匀后上蒸锅，大火蒸10分钟取出，撒上果肉丁即成。

专家箴言

龙眼肉可补益心脾，养血安神，常用于气血不足、心悸怔忡、健忘失眠、血虚萎黄。《神农本草经》说它"主五脏邪气，安志、厌食，久服强魂魄，聪明"。《滇南本草》说它"养血安神，长智敛汗，开胃益脾"。《得配本草》说它"益脾胃，葆心血，润五脏，治怔忡"。

此方也可用于产后气血亏虚者，对促进产后恢复、防治产后抑郁十分有益。

湿盛中满、内有痰火者及孕妇不宜多吃。

养心安神肉

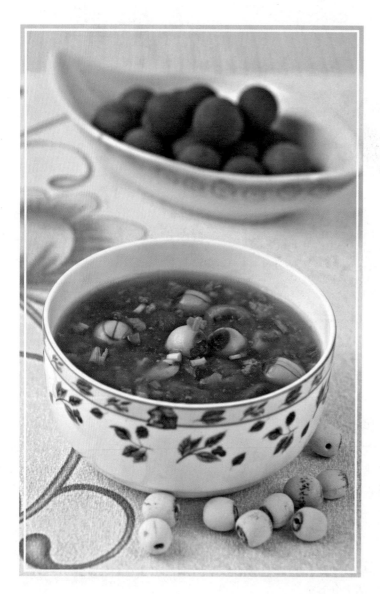

〔出处〕

民间验方。

〔功效〕

补益气血，养心安神，用于忧思日久所致心神失养、伤及脾胃、精神不振、日渐消瘦。

〔材料〕

莲子30克，龙眼肉15克，猪肉馅70克，香葱末少许。

〔调料〕

淀粉、盐、鸡精各适量。

[做法]

1 先将莲子、龙眼肉一起放入锅中，加适量水，煮1小时。

2 汤中放入猪肉馅，滑散，煮沸，撇净浮沫，加盐、鸡精调味，用淀粉勾芡。

3 煮熟的羹盛入碗中，撒上香葱末即成。

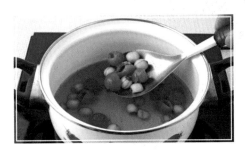

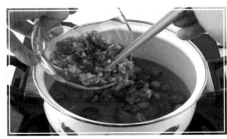

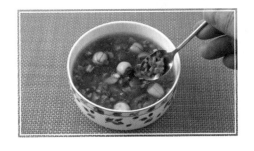

专家箴言

莲子补脾益肾，养心安神，清心除烦，对心肾不交所致心悸失眠、夜寐多梦有很好的调理作用。

龙眼肉可益心脾，补气血，安心神，适合虚劳羸弱、失眠健忘、惊悸怔忡者及产妇调养。

猪肉可滋阴润燥，养血补虚，常用于热病伤津、烦渴不止、体虚羸瘦。《名医别录》中说："猪肉，疗狂病。"《本经逢原》说它"精者补肝益血"。猪肉馅尽量少用肥肉，应以精瘦肉为主。

此方适合忧思日久、心神失养、失眠多梦、心神不定、心虚气短、贫血萎黄、烦躁易哭、精神萎靡者。脾胃虚弱、不思饮食、体倦乏力、日渐消瘦者也宜常吃。

产妇食用，对防治产后体虚多汗、产后水肿、泄泻、产后抑郁、心烦亦有良效。

体内有痰湿积滞者不宜多吃。

参灵龟甲膏

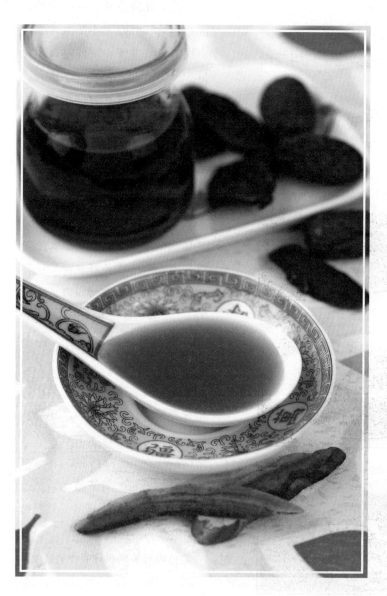

[出处]

民间验方。

[功效]

大补阴血，益气补元，安养心神，增强免疫，用于情志不调所致气血不足、神经衰弱、失眠健忘。

[材料]

灵芝30克，红参、大枣各20克，龟甲120克。

[调料]

蜂蜜适量。

[做法]

1 乌龟宰杀后处理干净，取龟甲焯烫，剁成块。

2 大枣劈破，和灵芝、红参、龟甲一同放入锅中，加适量水，煎煮2小时，滤渣取汤汁。

3 汤汁中加入蜂蜜，熬煮成膏，倒入瓶中保存。每日取1~2匙服食。

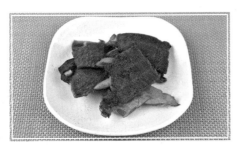

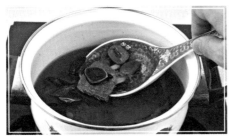

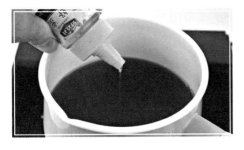

专家箴言

龟甲为乌龟的背甲及腹甲，又称为龟板、龟壳、血板，可作为一味药材使用。龟甲可滋阴潜阳，益肾强骨，养血补心，常用于阴虚潮热、骨蒸盗汗、头晕目眩、虚风内动、筋骨痿软、心虚健忘等。《本草蒙筌》说它"因其性灵于物，方家多用补心"。《证类本草》说它"（主）惊恚气心腹痛，不可久立，骨中寒热，伤寒劳复，或肌体寒热欲死，以作汤，良。久服轻身不饥。益气资智，亦使人能食"。

灵芝可补气安神，常用于眩晕不眠、心悸气短、神疲健忘。红参益气养阴，生津补虚，可用于体虚眩晕、潮热汗出，尤宜中老年女性补益。大枣是养血安神的佳品。

此方适合长期情志不调所致气血不足、身体虚羸、体倦乏力、肺虚咳喘、头晕耳鸣、心痛憋气、心神不宁、心烦失眠、健忘者。妇女产后虚弱、更年期综合征兼有情志不和者宜食用。

实证及湿盛、气滞胀满者慎服。

龙眼莲子羹

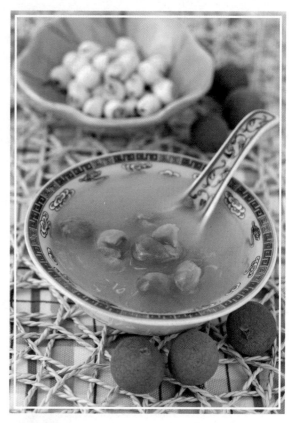

［出处］

《本草纲目》。

［功效］

补益心肾，安神固精，健脾止泻，用于心肾不足、血虚心悸、健忘失眠、气血两亏。

［材料］

莲子肉50克，龙眼肉15克。

［调料］

冰糖适量。

［做法］

将莲子肉磨成粉，用水调成糊状，放入沸水中，同时放入龙眼肉，一起煮成粥糊状，加入冰糖即可。

专家箴言

莲子健脾固肾，养心安神。龙眼肉补心脾，益气血，健脾胃。《本草新编》说它"安志定神，养肌肉，美颜色，除健忘，却怔忡。多服强魂聪明，久服轻身不老。此物果中之尤益人者"。

此方适合气血两虚、贫血、心悸怔忡、失眠健忘者调养，也宜思虑过度、耗伤心脾所致脾虚食少、面色萎黄、腹泻、带下者。

内有郁火、中满腹胀及大便燥结者不宜多吃。

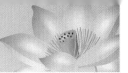

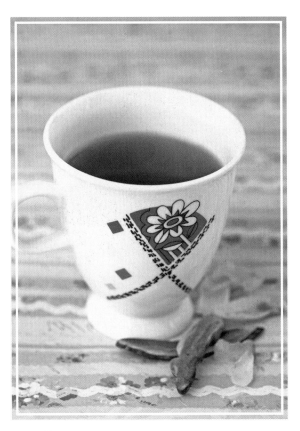

灵芝 百合饮

[出处]

民间验方。

[功效]

益气润肺，宁心安神，用于情志不和所致心神不宁、体倦神疲、心烦易怒、失眠健忘、精神恍惚。

[材料]

灵芝10克，百合8克。

[调料]

白糖适量。

[做法]

将灵芝、百合放入锅中，加适量水，煎煮40分钟，滤渣取汤，调入白糖即可。分2次饮用。

专家箴言

灵芝补气安神，强心，镇痛，抗血栓，可用于眩晕不眠、心悸气短、冠心病、神经衰弱。《滇南本草》说它"治胸中有积，补中，强智慧。服之轻身"。百合是清心安神的良药，常用于热病后期及虚烦不眠、心神不安、精神恍惚。

此方可疗补虚弱，调理情志，安养心神，并能健脑益智，增进饮食，保护心血管，增强免疫力。

有实证者不宜多饮。

芹菜
大枣饮

[出处]

民间验方。

[功效]

降肝火，补肝血，安心神，降血压，促进睡眠，用于血虚火旺、肝胃不和、心烦失眠。

[材料]

芹菜150克，大枣20克。

[调料]

白糖（或蜂蜜）适量。

[做法]

1 将大枣去核，加适量水，煎煮30分钟，晾凉。

2 连枣带汤与洗净、切段的芹菜一起倒入打汁机中，搅打成汁，加入白糖拌匀即可。

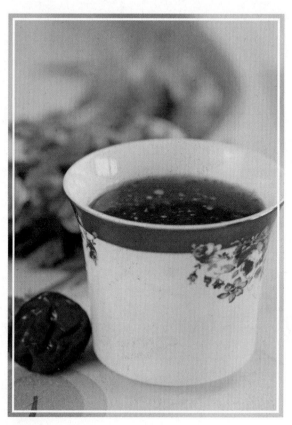

专家箴言

芹菜有明确的降压和镇静作用，《中药大辞典》说它"治疗高血压及降低血清肌甾醇。生芹绞汁服用1日后，血压即开始下降，自觉症状减轻，睡眠良好，尿量增多……芹菜、大枣煎服15～20天，治疗高血压病、冠状动脉硬化性心脏病有效"。此方适合心肝血虚火旺所致心神不宁、烦躁易怒、失眠多梦、头痛眩晕者，尤其适合高血压、神经衰弱者。

湿盛中满者不宜多饮。

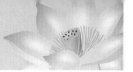

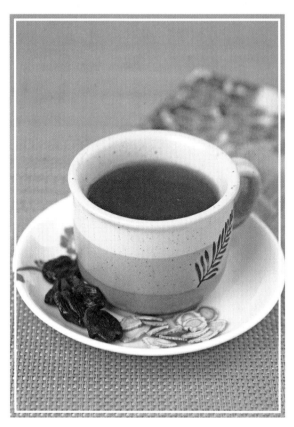

龙眼洋参饮

〔出处〕

《随息居饮食谱》。

〔功效〕

补气养血，安神健脑，增强精力，用于气血虚弱、萎靡倦怠、失眠健忘。

〔材料〕

龙眼肉15克，西洋参3克。

〔调料〕

白糖适量。

〔做法〕

1 将龙眼肉和西洋参一起放入茶壶中，冲入沸水，盖闷20分钟后饮用。

2 每日1剂，可多次冲泡，代茶频饮，最后将龙眼肉、西洋参吃掉。

专家箴言

此方在原书中称为"玉灵膏（亦称代参膏）"，并称其"大补气血，力胜参芪"。龙眼肉补心脾，益气血，健脾胃。西洋参益肺阴，清虚火，生津液，常用于气虚阴亏、虚热烦倦、口燥咽干。《医学衷中参西录》说它"性凉而补，凡欲用人参而不受人参之温补者，皆可以此代之"。此方尤宜忧思过度、气血两亏所致虚烦不宁者。

湿盛中满、内有痰火者及孕妇不宜多饮。

图书在版编目（CIP）数据

古方中的护心家常菜 / 余瀛鳌，陈思燕编著 . —北京：
中国中医药出版社，2020.9
（简易古食方护佑全家人丛书）
ISBN 978 - 7 - 5132 - 6251 - 4

Ⅰ . ①古… Ⅱ . ①余…②陈… Ⅲ . ①心脏血管疾病
– 食物疗法 – 菜谱Ⅳ . ① R259.4 ② TS972.161

中国版本图书馆 CIP 数据核字（2020）第 097519 号

中国中医药出版社出版

北京经济技术开发区科创十三街 31 号院二区 8 号楼
邮政编码　100176
传真　010-64405750
河北新华第二印刷有限责任公司印刷
各地新华书店经销

开本 710×1000　1/16　印张 13　字数 140 千字
2020 年 9 月第 1 版　2020 年 9 月第 1 次印刷
书号　ISBN 978 - 7 - 5132 - 6251 - 4

定价　59.00 元
网址　www.cptcm.com

社长热线　010-64405720
购书热线　010-89535836
维权打假　010-64405753

微信服务号　zgzyycbs
微商城网址　https：//kdt.im/LIdUGr
官方微博　http：//e.weibo.com/cptcm
天猫旗舰店网址　https：//zgzyycbs.tmall.com

如有印装质量问题请与本社出版部联系（010-64405510）